Gabriele Feyerer · **Original Indian*Essence®**

Das Heilwissen der Naturvölker – für den Alltag im Westen

Kai-Uwe Frank, Physiotherapeut und Taijiquan-Lehrer
Altchinesische Heilungswege
Das Handbuch der fernöstlichen Naturheilkunde. 7. Auflage
ISBN 3-0350-5021-X

Dr. med. Ingfried Hobert, Allgemeinmediziner/Naturheilkundler
Die Medizin der Aborigines
Heilungsgeheimnisse eines magischen Kontinents. Neu! ISBN 3-0350-3020-0

Maria Holl, Heilpraktikerin/Psychotherapeutin
Tinnitus lindern
Vorbeugung, sanfte und nachhaltige Heilung. Ein Selbsthilfeprogramm
5. Auflage, ISBN 3-0350-5055-8

Dr. Thomas Methfessel, Tai Chi-/Qigong- und
Judo-Lehrer an Volkshochschulen
Tai Chi für Anfänger
Illustrierte Einführung in die chinesische Bewegungsmeditation. 10. Auflage!
ISBN 3-0350-5028-7
Qigong für Anfänger
Reich illustrierte Einführung in Theorie und Praxis der chinesischen
Gesundheitsübungen. Neu! ISBN 3-0350-5060-0

Franz Reichle (Herausgeber)
Das Wissen vom Heilen
Tibetische Medizin. 6. Auflage, ISBN 3-0350-3010-3

Thorre Schlaméus, Physiotherapeut/Lehrer für asiatische Kampfkünste
ZEN oder die Kunst, vom Rauchen zu lassen
Ein Ratgeber für jene, die schon alles versucht haben. Neu!
ISBN 3-0350-3019-7

Dieter Stahl, Reiki- und Feng-Shui-Lehrer
Feng Shui
So schaffen Sie sich ein gesundheitsförderndes und heilendes Umfeld
ISBN 3-0350-0021-2

Vielseitig befreiend – Ratgeber von Oesch/Jopp
Aktuelle Programminformationen unter:
www.oeschverlag.ch und www.joppverlag.ch

Gabriele Feyerer

Original Indian*Essence®

Heilwissen der Indianer für unsere Gesundheit

Oesch Verlag

Für Dorian

Alle Rechte vorbehalten
Nachdruck in jeder Form sowie die Wiedergabe
durch Fernsehen, Rundfunk, Film, Bild- und Tonträger,
die Speicherung und Verbreitung in elektronischen
Medien oder Benutzung für Vorträge, auch auszugsweise,
nur mit Genehmigung des Verlags

> Der Inhalt dieses Buches wurde von der Autorin sorgfältig recherchiert. Es ersetzt jedoch keinesfalls den Besuch beim Arzt/Heilpraktiker und stellt keine Anleitung zur Selbstbehandlung dar. Autorin und Verlag übernehmen keinerlei Haftung für Personen- oder Sachschäden, welche in Zusammenhang mit einer Nutzung der in diesem Buch enthaltenen Informationen entstehen. Jeder Leser ist dazu angehalten, selbstverantwortlich mit diesem Wissen umzugehen, d. h. vor allem im Zweifelsfall medizinischen und fachlichen Rat einzuholen.
> Original Indian*Essence® und IWF (Indian Wisdom Foundation) sind rechtlich geschützte Begriffe.

Copyright © 2004 by Oesch Verlag AG, Zürich
Umschlagbild: © by Plue Planet, Zürich
Fotos: IWF Ass., North Vancouver, BC (Canada)
Druck und Bindung: Ebner & Spiegel, Ulm
Printed in Germany
ISBN 3-0350-3017-0

Gern senden wir Ihnen unser Verlagsverzeichnis:
Oesch Verlag, Jungholzstraße 28, 8050 Zürich
E-Mail: info@oeschverlag.ch
Telefax 0041/44 305 70 66 (CH: 044 305 70 66)

Unser Buchprogramm finden Sie im Internet unter:
www.oeschverlag.ch

»Walk in beauty« – *»Geh den Weg der Schönheit«*

Ein von Indianern oft gegebener Rat. Gemeint ist der Weg, der aus richtigem Handeln besteht, aus Großzügigkeit, Verständnis, Mitgefühl, Liebe und der Erkenntnis, dass unsere Seele mit dem ganzen Universum verwoben ist. Möge mein Buch viele Menschen auf diesem Weg begleiten.

Inhalt

Vorwort 11

Indianer – gibt's die noch? 15
Zur Geschichte der Indianerstämme
   Nordamerikas 17
Ein idealisiertes Indianerbild? 20
Indianische Wirklichkeit in den USA 22
Neue Wege – alte Probleme 26
Kanada – ein positives Beispiel? 29

Traditionen und Lebensweise der Indianer 35
Im Einklang mit der Natur 35
Was glauben die Indianer? 38
Familie und Stellung der Frau 40
Tänze, Träume und Visionen 42
PSI und die Sache mit den Rosen 47

Das Volk der Ojibwa und Cree 49
Jäger der nördlichen Regionen 49
Die Vision von Kitche Manitou 51
Hüter geheimen Wissens 53
Clans und Totems 55

Traditionelle indianische Medizin 57
Medizinmänner und Schamanen 57
Heiler in allen Bereichen 61

Das Medizinrad 65
Die Midewiwin 68

Original Indian*Essence® – Lebenselixier auf Adlers Flügeln .. 71
Heilgeheimnis der »First Nations People« 71
Renée M. Caisse und Essiac 72
Martina Kässner-Fischer will es wissen 76
Medizinfrau White Swallow 79

Die Indian Wisdom Foundation 85
Entstehung und Ziele 85
Das Prinzip des »Win-Win« 88
Garantie für Qualität 91
Fred Soal-de-Santé und Heinz-Beat Lehmann 93

Phytotherapie – Pflanzenheilkunde als natürlicher Weg zur Gesundheit 97
Pflanzen als Helfer und Heiler 97
Primäre und sekundäre Pflanzenstoffe 100
Motor eines gesunden Immunsystems 105
Wasser – das älteste Heilmittel 109

Original Indian*Essence® – der heilige Trank 113
Die neun Bestandteile von Original Indian*Essence® 113
Wie Original Indian*Essence® wirkt 134
Zubereitung und Einnahme von
   Original Indian*Essence® 137
So helfen Sie Ihrem inneren Arzt 142

Dieser Tee hilft wirklich – Erfahrungsberichte 145
Mehr als nur Zufall – erste Begegnung mit »Utinam« ... 145
Der Erfolg gibt den Anwendern Recht 147
Erfahrungen der Autorin mit Original Indian*Essence® .. 153

Inhalt

Kritische Worte zum Schluss 155
Die Gesundheit liegt in Ihrer Hand 157

Epilog 159
Das Spiegelbild des Adlers – eine indianische Geschichte . . 159
Die Suche nach der tieferen Wahrheit 161
Indian Farewell – Indianischer Abschiedsgruß 162

Anhang
Ein Plädoyer für die Wahrheit 163
Kleines Lexikon indigener Begriffe 166
Anmerkungen zum Text und Quellenverweise 172
Verwendete und weiterführende Literatur 174
Adressen und Hinweise 179
Preise/Die IWF-EXPO 183
Leseraufruf/Hinweis der Autorin 184
Dank 185

Vorwort

Wer mich kennt, weiß, dass ich schon auf Grund meiner eigenen, nicht sehr stabilen Gesundheitsverfassung ständig auf der Suche nach herausragenden Naturheilmitteln bin. Für mein letztes Buch über das Kräutermittel Padma 28 hatte ich nach Asien geblickt, um schließlich festzustellen, dass diese alte tibetische Rezeptur seit Jahrzehnten in der Schweiz hergestellt wird. Dabei wurde es mir ein Anliegen, meinen Lesern neben dem Heilwissen alter Kulturen auch die Bedürfnisse der Menschen in fremden Ländern näher zu bringen. Tibet hat mich fasziniert, doch ich suchte weiter. Ein Buch über die Indianer und ihre geheimnisvolle Medizintradition zu schreiben, war ein lange gehegter Wunsch von mir. Und wo wurde ich fündig? Wiederum in der Schweiz, und gleichzeitig in Kanada: bei Dr. Martina Kässner-Fischer aus Deutschland, die in Vancouver lebt – zusammen mit ihrem Mann, Prof. Dr. Roland-Romain Fischer, einem gebürtigen ... Schweizer. Beide hatten sich zwischen 1994 und 1995 aufgemacht, den Spuren der kanadischen Ureinwohner und ihrer alten Medizin zu folgen, und sie ließen mich bereitwillig Einblick in ihre Reiseerlebnisse und die aktuelle Arbeit mit den dortigen »Aboriginals« nehmen. Plötzlich fügte sich eines zum anderen – das Thema für mein neues Buch stand fest.

»Auf Adlers Flügeln schwingendes Lebenselixier« nennen die Ojibwa- und Cree-Indianer Kanadas ihren heiligen Trank aus neun sorgsam aufeinander abgestimmten Komponenten, die den grob- und feinstofflichen Körper auf allen Ebenen wieder in Harmonie mit dem »großen Ganzen« bringen können. Das überlieferte Teegetränk mit dem nunmehr eingetragenen Handelsnamen **Original**

Indian*Essence® öffnet die Wahrnehmung des menschlichen Geistes für seine verborgenen Selbstheilungskräfte und stärkt auf körperlicher Ebene alle wesentlichen Funktionen unseres Immunsystems.

Für gewöhnlich halten sich die »First Nations People«, wie die indianische Bevölkerung Kanadas heute respektvoll genannt wird, an die stillschweigende Abmachung, ihre persönlichen Heilrezepte vor dem weißen Mann geheim zu halten, da sie – berechtigterweise – deren Missbrauch befürchten. Dennoch kam es immer wieder vor, dass einzelne Frauen und Männer das Vertrauen der Indianer gewannen und diese ihnen Bruchstücke ihres großartigen Wissens offenbarten. So begann auch die Geschichte von **Original Indian*Essence** bereits in den 20er-Jahren; in der jüngsten Vergangenheit berichteten immer mehr Therapeuten und zufriedene Anwender über die außergewöhnlichen Wirkungen dieser speziellen Tee-Essenz.

Das natürliche Gemisch aus den Bestandteilen von neun phytologischen Bestandteilen wie Kräutern, Wurzeln und Rinden inklusive Kelp (Braunalge) ist kein gewöhnlicher Tee, wie sich in der Praxis rasch zeigen sollte. Diese natürliche Kräutertee-Essenz leitet auf seelisch-geistiger und körperlicher Ebene eine umfassende Reinigung und Stabilisierung ein, wodurch offensichtlich sogar schwere Krankheiten wie Herz-Kreislauf-Beschwerden, Probleme des Verdauungs- und Harntraktes, Frauenleiden, aber auch Asthma, Allergien und systemische Erkrankungen bis hin zu Krebs in ihrer Ausheilung sehr wirkungsvoll unterstützt werden.

Die Formel von **Original Indian*Essence** wurde von den Stammesältesten der »Midewiwin« (Vereinigung der Natur- und Geistheiler der Ojibwa- und Cree-Indianer) der in Kanada ansässigen gemeinnützigen Stiftung **IWF (Indian Wisdom Foundation)** zu treuen Händen übergeben. Die Leiter der Organisation, Prof. Dr. Roland-Romain Fischer und Dr. Martina Kässner-Fischer, sorgen seither dafür, dass ein entsprechender Gewinnanteil aus dem Ver-

Vorwort

kauf von **Original Indian*Essence** den »First Nations People« zugute kommt. Mit dem Erlös werden Projekte zur Erhaltung der indianischen Kultur, des Bildungs- und des Gesundheitswesens realisiert. Außerdem stellt der Vertrieb auf diesem Weg sicher, dass der Preis der Tee-Essenz nicht in astronomische Höhen steigt und sie somit für jedermann erschwinglich bleibt. Dieses Prinzip des beiderseitigen Vorteils (»Win-Win«) stellt einen wichtigen materiellen und energetischen Ausgleich für die Nutzung indianischen Wissens durch die weiße Bevölkerung dar. **Original Indian*Essence** wurde in Nordamerika und Europa offiziell als Lebensmittel (Ethnoprodukt/Kräutertee) zugelassen und kann direkt bei geschulten Beratern, aber auch über Apotheken, Drogerien und gut sortierte Reformhäuser bezogen werden.

Lesen Sie in diesem Buch mehr über die aufregende Geschichte, Inhaltsstoffe und die erstaunlichen Wirkungen des »heiligen Trankes« der kanadischen Waldland-Indianer. Lassen Sie sich aber auch berühren vom historischen Schicksal der »Ersten Völker« Amerikas, ihrer Tradition sowie ihrer tiefen Liebe zur Natur und zur gesamten Schöpfung. Der »gute rote Weg« ist eine Lebensphilosophie, die uns gerade heute viel zu sagen hat.

Gabriele Feyerer

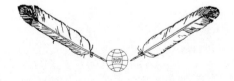

Indianer – gibt's die noch?

Wie viele andere Kinobesucher faszinierte mich seinerzeit das US-Indianerepos *Dances with Wolves (Der mit dem Wolf tanzt)* mit Kevin Kostner als Lieutenant John Dunbar in der Hauptrolle. Ich gehörte allerdings nicht mehr zu den (gar nicht so wenigen) Europäern, die tatsächlich glauben, Indianer wären längst ausgestorben oder samt und sonders faule, arbeitsscheue Trunkenbolde. Schon als Kind interessierte ich mich für die Lebensweise dieser Menschen und las Bücher über sie. In so genannten »Indianerfilmen« bewunderte ich ihre Wildheit und ihren Mut, die schießwütigen Cowboys hatten es mir weniger angetan. Wohl aus diesem Grund war mir jene Stelle des Films höchst verdächtig, an der John Dunbar nachts ins Indianerlager der Sioux (gesprochen: »Ssuu«) stürmt, mit dem Ausruf, er habe eine Bisonherde erspäht. Für meine Begriffe hätten sie das lange vor ihm gewusst, weil sie sozusagen eine intuitive »Nase« für die Grundlage ihres Überlebens haben mussten und ein eigens dafür abgestellter Beobachter sicher ständig über den Aufenthalt der Tiere informiert war. Ich fand es dann recht amüsant, später zu lesen, dass besonders diese Szene in den USA auch von den Indianern milde belächelt worden war. Die Filmemacher hatten es wohl für nötig gehalten, das »Bleichgesicht« Dunbar irgendeine große Heldentat vollbringen zu lassen. Die »American Natives«, wie man die Indianer in den Vereinigten Staaten nennt, schienen sich in Bezug auf diesen Film in zwei Lager zu spalten: Die einen meinten, es wäre dadurch zu mehr Verständnis für ihre Leiden gekommen, nicht wenige waren jedoch der Ansicht, der Film hätte ihre Integration um Jahrzehnte zurückgeworfen. Kritisiert wurde vor allem der Hollywood-Mythos vom halbnackten, Pferde stehlenden »Klischee-Indianer«.

Der einzige »echte« Indianer, den ich selbst bisher zu Gesicht bekam, war Mr. Reuben Silverbird, Apache und Botschafter seiner Kultur in Europa. Er war anlässlich eines medizinischen Kongresses 2002 in Graz zu einem Vortrag über das Thema Tod und Sterben eingeladen worden. In seiner Rede stellte er fest, es verwundere ihn eigentlich, dass die Weißen über etwas so Natürliches zu diskutieren wünschten. Offenbar hätte der »zivilisierte« Mensch große Angst, sein Leben hier und jetzt nicht richtig gelebt zu haben. Nur so wird der Tod zu etwas Bedrohlichem. Den Angehörigen seines Volkes stelle sich das Problem in dieser Form nicht, weil sie den Gedanken an Vergänglichkeit und Sterben von Geburt an nie ausklammern. Ein Indianer, der den Traditionen folgt, bemüht sich täglich darum, »wertvoll« und bewusst zu leben. An den Tod denkt man, wenn er in greifbarer Nähe ist.

Mit diesem Wink traf Reuben Silverbird den Nagel auf den Kopf und gleichzeitig einen wunden Punkt unserer modernen Spaßgesellschaft. Seine Worte mögen als Beispiel dafür dienen, wie verschieden die Denkweise des »roten Mannes« von der unsrigen ist. In einem Interview schilderte er seine Eindrücke:

Das meistverwendete Wort ist Stress. Die Menschen hier sollten mehr meditieren. Sie sind vielfach zu intelligent, um ihren Instinkt nutzen zu können ... Und viele Menschen kennen die Bedeutung von Liebe nicht ...[1]

Das sollte uns mehr als nachdenklich stimmen.

Allen Leserinnen und Lesern, die nur wenig über Lebensweise und Schicksal der »ersten Völker Nordamerikas« wissen, möchte ich im Folgenden einige kurze Einblicke bieten. Es ist natürlich im Rahmen dieses Buches unmöglich, ein vollständiges Bild zu zeichnen, und wenn ich einige Beispiele auswähle, so bedeutet das nicht, andere Stämme hätten weniger gelitten oder ihr Kulturerbe wäre weniger wertvoll. Die kurzen Ausschnitte sollen vielmehr dazu dienen, ein Bild der Gesamtsituation zu zeichnen, in der sich Amerika zur Zeit des »Wilden Westens« befand. Natürlich können Sie diese Ausführungen auch überblättern, doch ich glaube, sie sind unabdingbar und hilfreich, um den Wert indianischer Tradition und indianischen Heilwissens besser zu verstehen.

Zur Geschichte der Indianerstämme Nordamerikas

Als Anfang des 15. Jahrhunderts weiße Einwanderer aus Europa damit begannen, den amerikanischen Ureinwohnern (»Aboriginals«) ihr Land wegzunehmen, als sie rücksichtslos deren Lebensgrundlagen und Kultur zerstörten, um die Überlebenden schließlich zu Tausenden in öde, unfruchtbare Reservate »umzusiedeln«, war dies für die Geschichte des Landes der großen Freiheit kein Ruhmesblatt. Doch in den letzten Jahrzehnten ist das Selbstbewusstsein der indigenen Völker auf dem ganzen Kontinent neu erwacht, und sie besinnen sich wieder stärker auf das, was einmal ihre traditionelle Lebensweise war.

> *29. Dezember 1890: Massaker am Wounded Knee. Während des Kampfes gegen den letzten Indianeraufstand wurden US-Soldaten ausgeschickt, um Big Foot zu verhaften, den Häuptling der Sioux. Mitglieder des Stammes wurden gefangengenommen, mußten ihre Waffen abgeben und kamen in ein Lager, das von US-Truppen umstellt war. Am Morgen des 29. Dezember eröffneten die Soldaten das Feuer auf das Indianerlager und töteten 300 wehrlose Sioux, darunter Big Foot. Das war die letzte Schlacht in dem 400jährigen Völkermord an den Eingeborenen Amerikas.*[2]

1890 wurde meine Großmutter geboren, ich habe zu diesem Datum also eine Beziehung. »Wounded Knee« ist für mich gar nicht so schrecklich lange her. Das Massaker bildete einen theoretischen Schlusspunkt der längsten, systematisch betriebenen Völkervernichtung unserer stolzen »weißen« Geschichte. Auch wenn in diesem Buch nur die Rede von einigen Völkern Nordamerikas sein wird, ereignete sich zur selben Zeit überall Ähnliches (Araukaner, Azteken, Maya, Inka u. a.). Die weißen Eroberer zogen ihre Blutspur durch einen ganzen Doppelkontinent. Mir drängen sich hier einige Parallelen zum tibetischen Volk auf, dessen Schicksal ich in meinem Buch über ihre alte Medizin in gleicher Weise umrissen habe. Auch sie wurden von den chinesischen Invasoren gewaltsam ihrer Heimat und ihrer historischen Wurzeln beraubt.[3] Geschichte wiederholt sich tatsächlich ständig, und sie lehrt uns ständig – doch offensichtlich wollen wir nichts lernen …

Tausend Meilen und Millionen Tränen
Ein nicht minder tragisches Ereignis indianischer Geschichte hat in Österreich immerhin den Weg in die Englischbücher unserer 14-Jährigen gefunden. Es handelt sich um den berüchtigten »Pfad der Tränen« (»Trail of tears«), bei dem im Jahre 1838 etwa 18000 Stammesangehörige der Cherokee und 20000 Creek (Muskogee, Chickasaw, Choctaw) in einer Nacht-und-Nebel-Aktion gezwungen wurden, mit ihren Familien tausend Meilen in die unfruchtbare, wasserarme Steinwüste Oklahoma »auszuwandern«. Ein Viertel von ihnen starb während dieses Marsches unter furchtbarsten Umständen an Hunger und Durst, Kälte, Hitze und Seuchen. Präsident Andrew Jackson hatte mit seinem unmenschlichen Indianervertreibungsgesetz (»Indian Removal Act«) ganze Arbeit geleistet. Ungehört blieb die Stimme des New Yorker Bischofs, der zornig feststellte: »Was dort im Süden geschieht, ist finsterste Barbarei, mehr noch, es ist einfach verbrecherisch!«[4]

Allen Schikanen zum Trotz machten die sozial und kulturell

hoch entwickelten Cherokee aus dem öden Reservatsland bald wieder ein blühendes Staatswesen, wo sie andere Vertriebene freundlich aufnahmen – weiße »Gäste« eingeschlossen. Der Gelehrte und Halbblut-Indianer Sequoyah erfand ein Alphabet, das es den Cherokee ermöglichte, in ihrer Sprache Lesen und Schreiben zu lernen. Der *Cherokee Phoenix* war die erste indianische Zeitung. Als das Volk der Cherokee jedoch die US-Regierung ersuchte, Oklahoma als ersten echten Indianerstaat anzuerkennen, dachte diese nicht an eine Genehmigung. 1907 beanspruchte die weiße Bevölkerung dasselbe für sich, und ohne Zögern wurde Oklahoma zum 46. Bundesstaat der USA erklärt. Wieder einmal waren die Indianer übervorteilt und betrogen worden.

Manchem ist vielleicht auch der Name von General George Armstrong Custer mit seinem 7. US-Kavallerie-Regiment aus »Indianerfilmen« ein Begriff. Der von sich eingenommene Kriegsfanatiker erlitt 1876 in der Schlacht am Little Big Horn gegen die Sioux-Anführer Sitting Bull und Crazy Horse eine vernichtende Niederlage und fand den Tod. Doch Siege wie diese waren nicht von Dauer, wie Wounded Knee bald zeigen sollte.

Sinnlose Massaker
Zwei der schrecklichsten und brutalsten Massenmorde wurden am Volk der Cheyenne verübt. 1864 am Sand Creek und 1868 am Washita River wurden wehrlose, unbewaffnete Männer, Frauen und Kinder von der Armee, deren Schutz man ihnen zugesichert hatte, regelrecht abgeschlachtet. Beim zweiten Massaker trat ebenfalls das 7. Regiment des bereits genannten General Custer als Täter in Erscheinung. Heute leben die »Ritter der Grasmeere« in Reservaten wie Tongue-River auf einer Fläche, die sie nicht wirklich ernähren kann. Armut und Arbeitslosigkeit gehören, wie wir noch unten sehen werden, zum Alltag. Durch die US-TV-Serie *Dr. Quinn* konnten die Cheyenne ein wenig aktuelle Bekanntheit erlangen. Was diese Serie sehr realistisch zeigt, sind die hochnäsigen

Vorbehalte der damaligen Ärzteschaft gegen die sogenannte »Indianermedizin«, welche die weiße Ärztin Michaela Quinn in ihrer Praxis erfolgreich anwendet.

Die beschriebenen Ereignisse stehen nur als herausragende Beispiele für die unzähligen, sinnlosen Grausamkeiten, die an den Indianervölkern im Namen des Fortschritts, der Gier nach Land und der »Bekehrung zum rechten Glauben« begangen wurden. Es soll jedoch hinzugefügt werden, dass sicher nur ein Bruchteil der Armeeangehörigen es richtig fand, wie man die Indianer behandelte. Viele von ihnen – Soldaten wie Anführer – waren entsetzt über die unmenschlichen Befehle, die man ihnen von oben herab erteilte, und bemühten sich oftmals, deren Folgen abzumildern. Für nicht wenige weiße Siedler wurden die Indianer zu echten Freunden und Beschützern.

Ein idealisiertes Indianerbild?

Immer wieder haben Autoren darauf hingewiesen, dass die Indianer ja selbst untereinander grausame Stammesfehden austrugen und ihre Feinde gnadenlos auslöschten. Das trifft zwar zu, doch sind diese unter einem strengen Ehrenkodex geführten Territorialkriege, bei denen es meist um Nahrungsreserven ging, ein schwacher Vergleich zu dem sinnlos-raffgierigen, großräumigen Wüten der weißen Kolonisten. Auch kamen meines Wissens nie Indianer nach Europa, um mit Gewalt unser Land zu nehmen und uns ihren Glauben aufzuzwingen.

Die Uneinigkeit zwischen rivalisierenden Stämmen war sicher mit ein Grund, weshalb die Indianer der weißen Eindringlinge nie wirklich Herr werden konnten. Durch ihr Prinzip der gelebten Basisdemokratie konnten sie in der Regel nur Mehrheitsentscheidungen treffen und so oft nicht rechtzeitig auf eine direkte Bedrohung reagieren. Dazu kam jene grundlegend edle Gesinnung, derent-

Ein idealisiertes Indianerbild?

wegen ein Indianer die Verschlagenheit und Tücke der Weißen einfach nicht begreifen konnte: Unredlichkeit galt (und gilt) bei den Indianern als schlimmer Charakterfehler. Friedensverträge ohne Grund zu verletzen wäre ihnen kaum eingefallen. Das Rauchen der »Friedenspfeife« war für sie ein heiliger Akt und Ehrenhaftigkeit eine Tugend, die man sie schon als Kinder lehrte. Die »Bleichgesichter« dagegen sprachen, vor allem wenn es um Land ging, ganz bewusst »mit gespaltener Zunge« und brachen die meisten Verträge, bevor die Tinte darauf trocken war. Auch war das Fehlen einer Schrift (wie wir sie verstehen) bei den Indianern hier wohl verhängnisvoll. Sie mussten sich auf das verlassen, was man ihnen bei Verhandlungen sagte, und konnten nicht prüfen, was wirklich in den Vereinbarungen stand, die sie in gutem Glauben »unterzeichneten«. Die Kommunikation zwischen den einzelnen Stämmen verlief oft schleppend, und den Indianern fiel es über die Jahrhunderte unvermindert schwer, den Charakter von Weißen einzuschätzen.

Fraglos waren nicht alle Einwanderer indianerfeindlich – immer traten auch glühende Verfechter ihrer Sache auf den Plan –, doch insgesamt hatten jene das Sagen, nach deren Meinung nur ein toter Indianer ein guter Indianer war. Andererseits gab es auch Stämme, deren Angehörige als Späher und Helfer der Armee fungierten und sich davon Vorteile versprachen. Von ihresgleichen wurden sie deshalb als Verräter betrachtet, und meist war es tatsächlich ein schlechter Tausch, da ihnen später keineswegs eine bessere Behandlung durch die weiße Regierung zuteil wurde.

Inzwischen hat sich so manches getan. Indianer fahren Auto, trinken Coca-Cola und benutzen Computer. Jede Reservation genießt offiziell dieselben Rechte wie der Bundesstaat, in dem sie sich befindet. Indianer betreiben Spielcasinos, Hotels und Werbeagenturen, sind Akademiker, Schauspieler oder erfolgreiche Musikproduzenten. Doch in den Augen vieler weißer Bürger sind sie immer noch zuallererst ... Indianer.

Indianische Wirklichkeit in den USA

Wounded Knee im Reservat Pine Ridge, South Dakota, ist bis in die Gegenwart ein geschichtsträchtiger Ort geblieben. Zum einen bezeugt dort ein Mahnmahl das Massaker von 1890, zum anderen wurde es 1973 erneut zum Schauplatz eines Aufstandes von etwa 300 bewaffneten Oglala-Sioux, deren berühmter Häuptling Crazy Horse bei Wounded Knee begraben liegt. Sie hielten das Städtchen 69 Tage lang besetzt, um die breite Weltöffentlichkeit auf die unmenschlichen Lebensbedingungen der Reservatsindianer aufmerksam zu machen. Weiters forderten sie die Rückgabe des fruchtbaren Landes der Black Hills, das zuvor ihre Heimat und ein Ort großer Verehrung für die Sioux war. Bei den folgenden Kämpfen kamen auch zwei junge Indianer ums Leben. Diese militante, »Wounded Knee II« getaufte Aktion der 1968 gegründeten Indianerbewegung (»American Indian Movement – AIM«) endete in einem Fiasko, doch sie wurde zum Anstoß für ein neues Bewusstsein, wonach die Indianer keinesfalls vorhaben, im »großen weißen Sumpf« unterzugehen – und wer kann es ihnen verdenken? Die Black Hills (indianisch »He Sapa«) waren den Sioux einfach weggenommen worden, als dort 1874 Gold gefunden wurde. Zuvor hatte man ihnen offiziell das Eigentum daran zugesichert, »solange das Gras grün ist«.

Reservatsalltag

Viele Stämme der »Native Americans« in den Vereinigten Staaten sind in weitgehend unfruchtbaren Reservaten wie Pine Ridge oder Tongue-River durch Arbeitslosigkeit und räumliche Isolation zu frustrierten Wohlfahrtsempfängern herabgesunken. Schäbige Bretterbuden und Schrottautos prägen das Bild. Alkoholismus, familiäre Gewalt und psychische Störungen sind nach wie vor in den meisten Reservaten ein ernstes soziales Problem. Krankheiten und hohe Sterblichkeit durch Mangelernährung sowie fehlende Bil-

Indianische Wirklichkeit in den USA

dungsmöglichkeiten für die indigene Bevölkerung sind weitere »Erbstücke« der weißen Zwangspolitik. 554 Indianerterritorien gibt es derzeit, das kleinste gerade einmal 1000 Quadratkilometer groß. Einer von sechs Indianern unter 20 Jahren hat bereits einen Suizidversuch hinter sich, das ist viermal mehr als der Durchschnitt bei weißen US-Amerikanern. Einer von vier Jugendlichen ist alkoholabhängig. Die Arbeitslosenquote beträgt zwischen 60 und 80 Prozent.

1994 lud Präsident Bill Clinton erstmals Vertreter aller anerkannten Indianerstämme der USA ins Weiße Haus ein und verkündete eine »Neue Partnerschaft« mit entsprechenden Zugeständnissen an die amerikanische Urbevölkerung. Die Stammesvertreter versprachen sich davon einiges, sinnvolle Ergebnisse lassen bis heute auf sich warten. Andere »Probleme« gehen unter der neuen Regierung vor. In Gesellschaft und Justiz ist die Situation der »American Natives« immer noch denkbar weit entfernt von allem, was der zivilisierte Durchschnittsbürger sich unter Gleichberechtigung vorstellt.

Arm und reich

In der Tat sind nicht alle »modernen« US-Indianer arm (ein Ausdruck, den sie gar nicht gerne hören, da ihnen ihr spiritueller Reichtum sehr wohl bewusst ist). Bis zu 60 Prozent versuchen heute außerhalb der Reservate ihr Glück, was jedoch meist in neuer Isolation mündet und die finanzielle Situation kaum bessert. Einige wenige Stämme sind tatsächlich reich, viele haben ein Auskommen, doch mindestens ein Drittel besitzt, gemessen an weißen Maßstäben, fast nichts.

Ray Halbritter vom Stamm der Oneida im Staat New York gehört zu den »reichen Indianern«. Er ist Jurist und Chef eines Spielcasinos mit Millioneneinnahmen. Sein Erfolg wurde durch die Autonomie der Reservate ermöglicht, welche auch offiziell »Glücksspiele« betreiben dürfen. Wenn allerdings eine »Rothaut« wie Ray die Weißen mit den eigenen Waffen (nämlich ihrer Spielsucht) schlägt, kommt schnell der alte Neid auf. Ray Halbritter nützt, wie das immer öfter geschieht, seinen Reichtum und die höhere Bildung als Möglichkeit, jahrelange Prozesse um die Rückgabe gestohlenen Landes durchzufechten. Integriert fühlt er sich als US-Bürger vermutlich nicht, und ihm liegt wohl auch wenig daran. Dabei war der »Indian Gaming Act«, welcher die Errichtung von Spielcasinos auf Indianerland erst ermöglichte, eine Idee der Regierung, um Fördergelder des Bundes einzusparen. Heute betreiben weit über hundert Stämme auf ihrem Gebiet Spielhallen. Viele leben gut davon, und ein paar wenige wurden in der Tat steinreich. Für die Indianer bedeutet das auch ein Wiedergewinnen ihres Stolzes, neben der Möglichkeit, sozialen Wohlstand zu schaffen und eine eigene geistige Elite heranzubilden. Im Gesichtsfeld des Durchschnittsamerikaners, der sich das Bild vom »armen, edlen Wilden« bewahren möchte, sind »reiche Indianer« allerdings immer noch nicht wirklich vorgesehen.

Gutes Geld und heilige Berge
In geeigneten Gebieten ist es manchen Stämmen gelungen, den Tourismus als Einkommensquelle zu erschließen. »Urlaub bei den Indianern« entspricht einem gängigen weißen Trend und bietet vielen Indianern die Möglichkeit, sich durch den Verkauf echten Kunsthandwerks ein Einkommen zu sichern. Doch nicht von allen werden solche Aktivitäten gerne gesehen, da man um den Verlust alter Werte und Traditionen fürchtet. Ein wenig mag hier vielleicht auch die Erinnerung an die früher übliche, unwürdige Zurschaustellung von Indianern bei »Medicine Shows« und ähnlichen Spektakeln mitwirken. Aber auch althergebrachte, persönliche Animositäten zwischen den einzelnen Stammesgesellschaften spielen wohl eine Rolle. Dennoch: der »rote Weg« scheint zu funktionieren. Zum Beispiel bei den White Mountain Apaches in Arizona, die auf ihrem Reservatsgebiet das größte Wintersportzentrum im amerika-

nischen Südwesten betreiben, mit hochmodernen Pisten und Liftanlagen, Schneekanonen und Hotels mit allem Komfort. Als jedoch ein weißer Geschäftemacher vorschlug, die Anlagen auch auf den nahen Mount Baldy auszudehnen, war für Chief Raymond Enfield Schluss. Dieser Berg ist den Apachen heilig, und nichts könnte sie dazu bringen, ihn zu entweihen.

Ein anschauliches Beispiel für den »weißen Weg« liefern demgegenüber die Black Hills. In South Dakota befindet sich heute auf altem Indianerland eine Goldmine samt florierendem Touristenzentrum (Mount Rushmore). Gegen ein paar Dollars kann man sich mit Indianerstatisten in voller Kriegsbemalung fotografieren lassen, und billiger Tand wird als indianisches Kunsthandwerk verkauft. Die wahren »Eigentümer« (besser: Beschützer) des Landes fristen in den angrenzenden Reservaten Pine Ridge und Rose Bud ein hartes Dasein. Geglückte Ansätze von Autarkie zeigen sich in kleinen Privatinitiativen, die darauf abzielen, ehemaliges Indianerland zurückzukaufen, und in Projekten wie der Zucht eigener Pferde- und Bisonherden, die eine Selbstversorgung ermöglichen sollen. Auflehnung symbolisiert auch das im Bau befindliche Denkmal für den Häuptling Crazy Horse. Nach Fertigstellung wird es die größte in Naturstein gehauene Skulptur der Welt sein.

Es geht – im Kleinen, aber doch ...
In Ontario, dem »Land der hunderttausend Seen«, gedeiht das traditionelle Grundnahrungsmittel der Ojibwa-Indianer: Wildreis. Dort haben »Reisboss« Joe Pitchenese und sein Bruder Paul eine eigene Reisfabrik gegründet und ihre schonenden Erntemethoden gegen alle weißen Eingriffe und Züchtungsversuche erfolgreich verteidigt. Im angrenzenden Minnesota, im Reservat White Earth, betreibt auch »Donnervogelfrau« und Öko-Aktivistin Winona LaDuke, die stolz auf ihr väterliches Ojibwa-Erbe ist, einen Versandhandel mit Wildreis. Außerdem schreibt die Harward-Absolventin Bücher, hält Vorträge und engagiert sich seit langem politisch und

gesellschaftlich für die Rechte aller Indianervölker Nordamerikas. Dank der öffentlichen Präsenz der »Donnervogelfrau« kommen auch viele einflussreiche Leute nicht mehr umhin, ihren Reden zuzuhören.

1988 war auch wieder einmal ein Weißer enthusiastisch »auf die Jagd« nach US-Indianern gegangen: der Fotograf Ben Marra. Seine ungewohnte Zurückhaltung und sein Respekt den Indianern gegenüber öffneten ihm schließlich viele Zelte. Marra hat mit seinen wunderbaren Fotos mehr für die Anerkennung der »American Natives« getan, als es das Büro für indianische Angelegenheiten im letzten Jahrzehnt je geschafft (wenn überhaupt gewollt) hat.

Gerade hat übrigens Tex »Feuervogel« Hall, Präsident des Nationalen Kongresses der amerikanischen Indianer, seine Mitarbeiter auf leisen Sohlen in die ganze Welt geschickt, um mit Flugzetteln auf die immer noch andauernden Ungerechtigkeiten der weißen Landnahme hinzuweisen. Uns so kommt es, dass man heute mit etwas Glück sogar vor dem Wiener Stephansdom einem »echten« Indianerhäuptling begegnen kann …

Neue Wege – alte Probleme

Eine Möglichkeit, das wertvolle Know-how der Indianer für ehrenhafte Zwecke einzusetzen, entspringt ironischerweise einem neuen, ständig wachsenden Bedürfnis ihrer ehemaligen »Feinde«: dem Streben nach Gesundheit und einer neuen Form von Sinnsuche. Immer mehr Menschen erkennen, dass unsere »roten Brüder und Schwestern« hier über ein Wissen verfügen, das uns seit langem (spätestens zur Zeit der Hexenverbrennungen) abhanden gekommen ist. Seit Jahren finden immer mehr »Zivilisationskranke« den Weg in die Reservate zu anerkannten Heilern und Medizinmännern, die, obwohl sie meist bereit sind zu helfen, doch keineswegs vorhaben, ihr Können im Massenbetrieb gegen gutes Geld feilzubieten. Scharlatanerie ist natürlich an der Tagesordnung; vor ihr sollte man sich aber durch den gesunden Menschenverstand schützen können.

Auf der Suche nach Heilung

In der Regel bedarf es langer und mühsamer Überzeugungsarbeit, um die Vertrauensbasis für ein gedeihliches Miteinander zu schaffen und Initiativen wie die **Indian Wisdom Foundation** (siehe unten) ins Leben zu rufen. Viele Stämme, vor allem in den USA, lehnen es bis heute vollkommen ab, die Weißen Einblick in ihr rituelles Leben, ihre Bräuche oder ihre Heilkunst nehmen zu lassen. Geschieht dies wider Erwarten doch, kann das Ergebnis für beide Seiten von Vorteil sein, wie am Beispiel von **Original Indian*Essence** – dem heiligen Indianertrank »Utinam« – ersichtlich wird. Dann mag es auch sinnvoll sein, Zentren der Begegnung zu schaffen, wo die Besucher »richtige« Indianer nicht nur zum Anschauen erleben, sondern wo indianische Traditionen und indianische Realität von unserer Seite respektvoll geteilt und erfahren werden können. Was man jedoch nie vergessen sollte und was viele »Indianerliebhaber« nicht wahrhaben wollen: es ist niemals Sache eines Weißen, »indianisch« zu werden. Wir können nur in gebührender Achtung geben und teilen – nicht mehr. Im Übrigen haben wir die Pflicht, für die Erhaltung unserer eigenen alten Traditionen zu sorgen. Das sollten wir von den Indianern als Erstes lernen.

Russel Means, Indianeraktivist, Schauspieler und Mitglied des »American Indian Movement«, bringt das größte Problem, mit dem die Indianer heute kämpfen, auf den Punkt, wenn er sagt: »Indianer ... gehen daran zugrunde, dass ihnen zu viel Sympathie entgegengebracht wird. Doch was sie wirklich brauchen, das ist Respekt.«[5]

Hätten wir sie in Ruhe gelassen ...

US-Gazetten fanden es immer wieder amüsant, darüber zu witzeln, wie amerikanisches Leben wohl aussähe, »wenn wir die Indianer in Ruhe gelassen hätten«. So findet sich bei René Oth in seiner *Wahren Geschichte der Indianer* folgende Randbemerkung aus der amerikanischen Zeitschrift *National Lampoon:*

> *Ein stabiles System von Muschelgeldwährung herrschte an Stelle des schwankenden Dollars ... Der Kahlkopfadler und die Wandertaube durchflögen immer noch spielend die Lüfte. Und wir lebten in Ruhe im unberührten Urwald, gekleidet in selbstgegerbte Felle, tränken kaltes Wasser aus eisigen Flüssen ... während die Geister unserer Ahnen uns von den Begräbnisplattformen auf den Bäumen über unseren Köpfen wohlwollend betrachteten.*[6]

Den Urhebern dieses »satirischen« Textes sei als Erstes geraten, ihr dürftiges Fachwissen aufzubessern, denn einem Indianer wäre es sicher niemals eingefallen, eiskaltes Wasser zu trinken. Jedes Kind wusste, dass man davon krank wird. Aus ähnlichen Gründen lehnten sie Salz vollkommen ab. Bloß die »Stupid White Men« (Zitat Michael Moore!) wollen das alles bis heute nicht glauben – wie man unschwer beobachten kann.

Insgesamt sind solche »aufklärenden« Bemerkungen über Indianer nur ein trauriges Beispiel für die immer noch weit verbreitete weiße Sicht der Dinge, wonach wir diesen armen Wilden endlich den nötigen Fortschritt gebracht haben. Viele Klischees über die indianische Gedankenwelt und Lebensweise werden zum Teil bis heute unreflektiert von Journalisten und selbsternannten Indianerkennern weitergegeben. Nur wenige, wie etwa Ernest T. Seton oder Heinz J. Stammel, schrieben ihre Bücher »mit roter Tinte« (siehe dazu das Literaturverzeichnis).

Lösegeld für die Heimat?

Man möchte gerne davon ausgehen, dass das antiquierte »Büro für indianische Angelegenheiten«, dem die US-Reservate nach wie vor unterstehen, sich heute bemüht, die weitgehend unwürdige Lebenssituation der Indianer zu verbessern. Es gibt bereits Gerichtsurteile, in denen ihnen finanzielle Entschädigungen zugesprochen wurden. Aber kann Geld tatsächlich den Verlust der Heimat und der eigenen Wurzeln ersetzen?

Sogar bei sichtbar gutem Willen ist eine Verbesserung der Lebenssituation für die meisten Bewohner von US-Reservaten noch lange nicht erkennbar. Zu tief sind die menschlichen und sozialen Gräben. Selbst wenn Indianer heute ihre »Ghettos« verlassen dürfen, haben sie es aufgrund ihrer ethnischen Herkunft schwer, als vollwertige Amerikaner zu gelten. Außerdem ist ihre Angst, sie würden eine vollständige Integration in die weiße Leistungs- und Fortschrittsgesellschaft mit dem Verlust ihrer Kultur bezahlen, durchaus berechtigt. Die Mehrheit möchte somit diesen Weg zu Recht nicht gehen, was aber in neue Isolation führt. Einige Stämme beharren auf der Rückgabe ihres Landes und lehnen es ab, sich »kaufen« zu lassen. Auch nicht von Firmen, die lukrative Summen anbieten, um ihren Atommüll auf Reservatsgebieten lagern zu dürfen. Es gibt sogar noch ein Volk, das bis heute mit den Weißen offiziell keinen Friedensvertrag geschlossen hat – die in Florida beheimateten Seminolen. Ein Umstand, der als symbolhaft gelten kann.

Kanada – ein positives Beispiel?

Die Situation der kanadischen Ureinwohner stellte sich durch die Jahrhunderte um einiges besser dar als jene der »Native Americans« in den USA. Großflächige Indianerkriege gab es nicht. Die französischen Einwanderer kamen mit den »Aboriginals« in den

Weiten Kanadas seit jeher besser zurecht. Heute kümmert sich das »Department of Indian Affairs« (DIA) um die Belange der »First Nations People«, und viele Agenden, wie Schulwesen oder Touristik, wurden in die Hände der indigenen Bevölkerung übergeben. Nicht immer mit Erfolg, wie die Vergangenheit gezeigt hat, weil auch indianische Verwaltungsbeamte fallweise ihrem allzu menschlichen Bedürfnis nach persönlicher Bereicherung nachgaben. Viele »First Nations Administrations« ersuchten daher selbst weiße Spezialisten um Hilfe bei ihrer Finanzgebarung. Da überdies 2010 die Olympischen Winterspiele in Vancouver stattfinden, ist gute Zusammenarbeit umso wünschenswerter, denn viele neue Bauten sollen auf Indianerland stehen. Das Ziel, die »First Nations People« zu fähigen Verwaltern ihrer eigenen Angelegenheiten zu machen, wird weiter mit Nachdruck verfolgt.

Es besteht kein Zweifel, dass auch in Kanada im Namen von Fortschritt und Glauben genügend verwerfliche Taten gegen die Urbevölkerung begangen wurden. Immer noch laufen Gerichtsprozesse, die ungerechte Landnahme, rohe Gewaltanwendung, Demütigungen oder sexuellen Missbrauch an indianischen Kindern durch Lehrer und Geistliche »christlicher« Schulen zum Inhalt haben. Medien und Gerichte handeln diese Fälle jedoch möglichst respektvoll ab, und es werden relativ hohe Entschädigungssummen bezahlt.

Kanadische »Aborigines« genießen heute dieselben Rechte wie die Weißen, haben auch einige berechtigte Privilegien, z. B. diverse Steuerbefreiungen. Ihre Wohnsituation entspricht dem allgemeinen Standard, ist also durchwegs besser als in US-Reservaten. Alkoholismus und Drogen sind nicht so verbreitet, und es gibt weniger Kriminalität und Selbstmorde, da Kanada über ein recht passables soziales Netz für die Familien- und Gesundheitsbetreuung seiner »First Nations People« verfügt. Tatsache ist jedoch, dass schon wegen der großen räumlichen Entfernungen bei Krankheiten die örtliche Heilkunst der Schamanen unvermindert hoch geschätzt wird. »Zum Arzt« zu gehen bedeutet hier meist immer noch, den Naturheiler oder die Naturheilerin aufzusuchen.

Sicher auf kanadischem Boden

Nur wenigen Interessierten ist bekannt, dass zur Zeit der US-Indianerverfolgung Flüchtlinge, die sich über die Grenze nach Kanada retten konnten, von den dortigen Sicherheitskräften übernommen und beschützt wurden. Diese sehr vorbildliche Arbeit wurde von der RCMP (Royal Canadian Mounted Police = königlich-kanadische berittene Bundespolizei) geleistet und ist im RCMP-Museum in Regina, der Hauptstadt Saskatchewans, ausführlich dokumentiert.

In der Regel wurden auf flüchtige Indianer in den USA Kopfgeldprämien ausgesetzt, sodass jeder sie sogar ungestraft töten konnte. Für diese Opfer weißer »Säuberungsaktionen« wurde Kanada zum sicheren Zufluchtsort. Die Tätigkeit der RCMP ist untrennbar mit Namen wie Premierminister John A. MacDonald, James F. MacLeod oder James M. Walsh verbunden, welchen die gedeihliche Beziehung zu den »Aboriginals« ein Anliegen war. Die Arbeit der RCMP erstreckte sich u. a. auf das Unterbinden der Alkohollieferungen an die Indianer, die Herstellung von Respekt und Vertrauen sowie das Bemühen, die Indianer vom Wert gesetzlicher Regelungen, die ihrem Schutz dienten, zu überzeugen. Die Bundespolizei stellte das Bindeglied zwischen der Regierung und der indianischen Bevölkerung dar. Die RCMP wirkte auch an der Unterzeichnung von Friedensverträgen mit und hielt den sozialen Frieden in einem von Gewalt und Rohheit geprägten Umfeld aufrecht. Als 1876 nach der Schlacht am Little Big Horn zahlreiche Sioux nach Kanada flohen, erfuhren sie durch die örtliche Polizei Verständnis und Hilfe. Mit der Ausdehnung ihrer Befugnisse wurden die Sicherheitskräfte auch zuständig für die allgemeine Wohlfahrt, die Registrierung von Geburten und Todesfällen, die Schulverwaltung oder die Verteilung von Lebensmitteln und Medizin an die indianische Bevölkerung. Man handhabte dies offenbar in so vorbildlicher Weise, dass die Grenze zwischen Kanada und den USA von vielen Indianern »medicine line« genannt wurde – »Medizingrenze«. Das geflügelte Wort bezog sich auf die ungewohnt gute Versorgung (»good medicine«), die der indigenen Bevölkerung jenseits dieser Trennlinie zuteil wurde.

Nichts gelernt?
Der US-Schriftsteller Leslie Fiedler schrieb, der Indianer sei heutzutage »der Geist, der das amerikanische Gewissen plagt«[7] – gleichsam ein lebendes Mahnmal seiner geschichtlichen Untaten.

Könnten wir nur endlich ohne Umschweife zugeben, dass wir alle uns irgendwann schuldig machen, so wäre es leichter, durch die nachhaltige Verbesserung der Situation der US-amerikanischen »Aboriginals« ein glaubwürdiges Friedenszeichen zu setzen. Dazu müssten allerdings Profitdenken, Rassismus und Machtgelüste in den Hintergrund treten. Weil das aber so schwierig ist, wird jenes geflügelte Indianerwort wohl noch lange Gültigkeit haben, in dem es unter Anspielung auf Kolumbus heißt: »Er wusste nicht, wo er hinfuhr, und nicht, wo er gewesen war. Und er tat alles mit anderer Leute Geld. Die anderen Weißen sind seitdem seinem Beispiel gefolgt.«[8]

Kolumbus war ja 1492 der Meinung, er hätte Indien »entdeckt«, und nannte daher die Menschen, denen er begegnete, fälschlich »Indians«, woraus das Wort »Indianer« entstand. Heute wollen die »Aboriginals« oder »First Nations People« verständlicherweise nicht mehr so bezeichnet werden, zumal es in Kanada tatsächlich eine große Zahl von »echten« Indern (»East Indians«) gibt. Ich behalte in diesem Buch das Wort Indianer bei, weil sich diese Ausdrucksweise – speziell im europäischen Raum – über Jahrhunderte eingebürgert hat und nicht abwertend gemeint ist. Es scheint mir aber auch wichtig, die historische Wahrheit deutlich anzusprechen.

Kanada – ein positives Beispiel?

Und weiter südlich?

Wer nun hofft, die Geschichte hätte uns endlich eines Besseren belehrt, der wird durch einen Blick nach Mittel- und Südamerika sofort herb enttäuscht. Dort ist in Bezug auf die letzten Regenwaldindianer und Hochlandbewohner immer noch genau dasselbe im Gange, was die nordamerikanischen Völker zu erdulden hatten – von der Presse nur spärlich kommentiert und von Banken, Industrie- und Handelskonzernen, deren Vertreter ihre Hände kameralächelnd in Unschuld waschen, öffentlich gebilligt ... Der Abenteurer und Autor Rüdiger Nehberg konnte Mitglieder des brasilianischen Stammes der Yanomami dabei beobachten, als sie weinend zusahen, wie Bulldozer im Amazonas-Regenwald »unserer guten Mutter Erde bei lebendigem Leibe die Haut abziehen« ...

Sie sind kein Unmensch, wenn Sie ab und zu die Einnahmen gewisser Fast-Food-Lokale vergrößern oder akzeptieren (müssen), dass Ihr Auto Erdöl verbraucht, aber bleiben Sie offen für die Relationen, und lassen Sie ihr Gewissen nicht einschläfern!

Erst wenn der letzte Baum gerodet, der letzte Fisch gefangen ist, das letzte Tier getötet, das letzte Gewässer und die Luft vergiftet sind, werden die Menschen erkennen, dass man Geld und Gold nicht essen kann.

(alte – und neue – Weisheit der Hopi)

Traditionen und Lebensweise der Indianer

Es gibt keine »Indianerbibel«, in der wir nachlesen könnten, wie die indigenen Völker des nordamerikanischen Kontinents lebten. Was über sie bekannt ist, stammt aus Berichten, die oft genug »weiß eingefärbt« und daher mit Vorsicht zu genießen sind. Seriöses Wissen über Indianer erlangt(e) man damals wie heute nur durch respektvolles Befragen der alten Männer und Frauen (»Elders«) und Schamanen eines Stammes. Weiße, die mit Indianern lebten und von ihnen lernten, erkannten sehr schnell deren hochkultivierte Lebensart, ihre tiefe Religiosität und die zeitlos gültigen Wahrheiten, welche an ihren Lagerfeuern gelehrt und weitergegeben wurden.

Im Einklang mit der Natur

Im Gegensatz zu den weißen Eroberern, die horteten und verteilten, worauf sie nie ein Recht hatten, legten die Indianer keine »Vorräte« in Form von Landreserven, Wasser- oder Weiderechten an. Die Hauptsorge galt vielmehr der Erhaltung ihrer natürlichen Umwelt, welche ihnen im kommenden Frühling – so der »Große Geist« oder »Creator« (Schöpfer) es wollte – erneut das Überleben sicherte.

Das Land gehört uns nicht
Die Beziehung des Indianers zu seinem Land war die eines Kindes zu seiner nährenden Mutter. Die Erde ist, wie der Mensch, ein Teil

des Kosmos, der absolut göttlichen Ordnung. Die mystische Vierheit der Himmelsrichtungen wird daher auch in Gebeten immer angesprochen:

Süden = Freiheit, woher Wärme, Sonne und Wachstum kommen
Osten = Weisheit, Erleuchtung durch den Sonnenaufgang
Norden = Erfrischung, woher Wasser und Regen kommen
Westen = Sonnenuntergang, Nachtruhe, Träume und Wiedergeburt

Die Erde gehört dem Menschen nicht, der Mensch gehört der Erde, denn er ist nichts ohne sie. Die Indianer verstanden nicht, wie sie etwas hätten »verkaufen« sollen, woran es kein Eigentum geben konnte. Land »gehörte« dem, der es gerade nutzte, und nur, solange er das wirklich tat. Besitzdenken nach westlicher Art war den Indianern völlig fremd. Heute haben sie es notgedrungen erlernt, und viele von ihnen bemühen sich, Land zurückzukaufen, das ihnen vor Jahrzehnten widerrechtlich entzogen wurde. Noch 1991 sagte der Schauspieler John Wayne in einem Interview mit dem *Playboy*, er finde nichts Unrechtes an der gewaltsamen weißen Landnahme, da die Indianer nur aus Eigennutz das Land für sich allein beansprucht hätten.[9]

Kriege werden geführt, um zu sehen, wem das Land gehört. Doch am Ende besitzt das Land den Menschen. Wer wagt es zu behaupten, dass das Land ihm gehört – ist er nicht eher darunter begraben?[10]

Nino Cochise, Chiricahua-Apache

Dankbarkeit für die Schöpfung
Indianer haben, wie alle »First Nations« dieser Erde, ein natürliches Gespür für Schönheit, was auch in ihren perfekten kunst-

Im Einklang mit der Natur

handwerklichen Arbeiten zum Ausdruck kommt. Gebrauchsgegenstände des täglichen Lebens wie Kleidung, Sattelzeug oder Hausrat wurden mit größter Sorgfalt hergestellt und reich verziert. »Kunst« ist für die Indianer nichts vom Alltag Getrenntes, sondern Ausdruck ihrer Liebe zur Schöpfung. Schon der Anblick eines Regenbogens oder die Bewunderung des nächtlichen Sternenhimmels mit seinen Nordlichtern veranlasste den Indianer, inne zu halten, um ein Dankgebet an den »Großen Geist« (»Great Spirit«) für die Schönheiten dieser Erde zu sprechen.

Indianer sahen sich immer als gleichberechtigte Partner der Natur, nicht als ihre Herren. In Ritualen und Gebeten brachten sie diese Verehrung zum Ausdruck. Für alles, was man nahm, überbrachte man eine Gegengabe. So wurde als Dank für das Sammeln von Kräutern und Wurzeln immer etwas Tabak für den »Geist der Pflanze« hinterlassen. Empfing man etwas von Mutter Erde, so gab man ihr ein Geschenk zurück – wenigstens symbolisch. Wer das belächelt oder kritisiert, dem würden die Indianer antworten: Wer keinen Dank für Mutter Erde und ihre Gaben empfinden kann, der wird auch den Respekt vor anderen Menschen verlieren. Gleiches gilt für das Auslöschen von Leben: Wer nicht Ehrfurcht vor allem Lebendigen hat – sei es nun Pflanze oder Tier –, der wird bald auch menschliches Leben gering achten. Und was meint das christliche Gebot »Du sollst nicht töten« denn anderes?

Unser Volk weiß, dass der Natur eine wichtige Rolle zukommt, denn die Natur kann ohne die Menschen bestehen, der Mensch aber nicht ohne sie. Hegten die Weißen eine ähnliche Dankbarkeit für die Geschenke der Schöpfung, so wäre die Erde ein besserer Platz zum Leben, denn niemand vernichtet, was er verehrt und liebt.[11]

Ernest Benedict, Mohawk

Was glauben die Indianer?

Noch bis 1968 war es den Indianern per Gesetz verboten, ihre eigene Spiritualität zu leben. Für indigene Völker ist das eine der größten Demütigungen, die sie erleiden können. Religion (lat. religio = Rück-Bindung) bedeutet für »Aboriginals« niemals und nirgendwo die Befolgung starrer Regeln und Vorschriften, welche für das Volk keinen Sinn ergeben. So fanden die Indianer es auch völlig absurd, gerade sonntags zur Kirche zu gehen, denn ihre Kirche ist die Natur, ihre Religion das tägliche Leben. Jeden Morgen danken sie zuerst dem Schöpfer für die erholsame Nacht und die kreativen Träume. Danach beten sie für den neuen Tag und alle guten Gaben, die er bringen wird. Ebenso beschließen sie jeden Tag mit Dankesworten an den »Großen Geist« oder »Creator«, den Inbegriff aller Geheimnisse dieser Erde.

Lebendige Spiritualität kann nicht warten, bis es Sonntag wird. Indianer, die ihren Traditionen folgen, beten täglich. Sie tun das mit Worten, Gesängen oder in stiller Meditation, und es geschieht dort, wo sie gerade sind. Sollten Sie nun etwa entdecken, dass Sie das ebenfalls tun, so haben Sie bestimmt keinen Grund, sich um Ihr Seelenheil zu sorgen, egal, welcher Glaubensgemeinschaft – oder auch gar keiner – Sie offiziell angehören ...

»Kirche« gab den Weißen nur jede Menge Gründe, sich über Gott und die Art seiner Verehrung zu streiten, stellten die Indianer fest. Das fanden sie über alle Maßen lächerlich. Man konnte über reale Dinge diskutieren, aber niemals über den Schöpfer. Nie wäre es ihnen eingefallen, anderen Menschen vorzuschreiben, wie sie diese Allmacht zu verehren hätten. Was die fremden Priester und Prediger zu sagen hatten, hörten sie geduldig und höflich an – um schließlich festzustellen, dass es nicht ihre Sache sei.

Jeder Mensch, so meinen die Indianer bis heute, hat das Recht – ja die Pflicht –, Gott in der Weise anzubeten, die seinem persönlichen Gewissen entspricht. Religion ist etwas, das lediglich den

Was glauben die Indianer?

einzelnen Menschen und den »großen Geist« angeht – sonst niemanden.

Viele Weiße wollen lernen, was unsere Ältesten wissen. Sie finden dann irgendeinen »Indianerhäuptling«, der für 250 Dollar ein Schwitzbad für sie veranstaltet, und sie glauben, damit wüssten sie alles über indianische Religion. Aber man verkauft nicht die Religion seines Volkes. Unsere Zeremonien und unsere Religion sind nicht für Geld zu haben.[12]

Mathew King, Lakota-Sioux

Interessant finde ich nebenbei, dass gerade wir Christen, denen Gott im Alltag ziemlich gleichgültig ist, sofort heilige Messen abhalten und zum Allmächtigen flehen, wenn irgendein nationales Unglück über uns hereinbricht. Sich aber täglich zu bedanken und »Wunder« wenigstens für möglich zu halten, fällt uns so gut wie gar nicht ein.

Unlängst verkündete eine österreichische Journalistin und »Naturheilkritikerin« via TV mit sichtlichem Stolz, Wissenschaftler hätten in Versuchen die Unwirksamkeit von Gebeten für kranke Menschen »bewiesen«. Abgesehen davon, dass die Krankheit dieser Dame (nämlich ihr Mangel an Respekt vor der Schöpfung) tatsächlich unheilbar ist, tut sie mir einfach nur leid.

Ich bin der rote Mann. Ich schaue dich an, Weißer Bruder. Und ich sage dir, errette nicht mich von Sünde und Übel! Errette dich selbst![13]

Duke Redbird, Ojibwa

Der Tod ist nicht das Ende
Da im indianischen Selbstverständnis alles Teil des heiligen (Medizin)kreises ist, bedeutet auch der Tod kein Ende. Man war sich vielmehr bewusst, dass wir für alles Schlechte, das wir getan ha-

ben, unseren Tribut zahlen müssen – entweder schon in dieser oder eben in der jenseitigen Welt. Für die Indianer war das ein Anreiz mehr, aufrichtig und ehrenwert zu handeln. Angst vor dem Sterben brauchte nur jemand zu haben, der sein Leben mit Nichtigkeiten vergeudet und keine guten Taten vollbracht hatte.

Früher hatte jeder Indianer für den Moment, da er mit dem Tod konfrontiert sein würde, einen »Todesgesang« vorbereitet. Das gilt auch heute noch für viele Stammesmitglieder. Was sie allerdings gelernt haben: dass die Weißen solche Dinge nicht verstehen und sie lächerlich machen. Indianer schweigen daher schon aus Selbstschutz über alles, was ihre persönlichen inneren Überzeugungen betrifft. Nur wenn sie echtes, respektvolles Interesse (keine plumpe Neugier) bemerken, sind sie manchmal bereit, dieses Schweigen zu brechen.

Der Tod kommt, und er kommt immer zur unrechten Zeit. Es ist ein Gebot des Großen Geistes, dem alle gehorchen müssen. Um Vergangenes und Unvermeidliches soll man nicht trauern.[14]

Big Elk, Omaha

Familie und Stellung der Frau

Jahrhunderte bevor der »zivilisierte« weiße Mann den Frauen einige schwache Zugeständnisse machte, hatten die Indianerinnen bereits ihre angestammten Rechte und Freiheiten. So wurden die »Sachems« (Friedenshäuptlinge), die abgeordneten »Richter« eines jeden Stammes, ausschließlich von Frauen gewählt oder abgesetzt. Bei den Indianern gab es immer sowohl medizinkundige Männer als auch Medizinfrauen. Unter den Alten (»Elders«) galt die weibliche Stimme nicht weniger als die eines Mannes. Grundsätzlich stand einer Indianerin jede »Karriere« offen. War ihr Mann im Krieg oder ein Taugenichts, musste sie ohnehin viele seiner Aufgaben mit übernehmen.

Emanzipierte Indianerinnen

Die Gerüchte weißer Eroberer, wonach Indianerfrauen rechtlos und unterdrückt seien, stellten sich durchwegs als unwahr heraus. Sicher war ihr tägliches Leben hart und entbehrungsreich, eine Arbeitsteilung zwischen Männern und Frauen existierte natürlich, doch niemand hätte das anders gewollt. Eine Indianerin wusste dafür genau, wo sie stand und wie sie ihren Einfluss geltend machen konnte. Ehrenhafte Männer respektierten auch ihre Frauen, die in der Regel perfekt in allen Handarbeiten und verantwortungsvolle Mütter und »Haushaltsvorstände« waren. Nicht funktionierende Ehen konnten recht einfach aufgelöst werden, da ein friedliches Zusammenleben erwartet wurde. Streit um die Kinder gab es nicht, denn der ganze Stamm kümmerte sich um das Wohlergehen seiner Mitglieder. Die Alten – Männer wie Frauen – waren hochgeachtete Lehrer und Ratgeber. Kinder lernten durch ihre Erzählungen spielerisch die Regeln von Moral und Anstand. Weiße Frauen, die Gefangene von Indianern wurden, bestätigten übrigens einhellig, dass es bei aller Brutalität so gut wie nie zu sexuellen Übergriffen kam. Dies hätte dem indianischen Ehrgefühl vollkommen widersprochen.

Indianische Erziehung

Der Umstand, dass Weiße ihre Kinder schlugen, machte sie in den Augen der Indianer besonders verachtenswert. Niemals wurden Indianerkinder lächerlich gemacht oder gar mit Schlägen erzogen. Wer sich falsch verhielt, wurde getadelt und aufgefordert, es das nächste Mal besser zu machen. Wer nur langsam lernte, wurde unterstützt. Dadurch war auch brutale Rivalität zwischen den Kindern überflüssig, sie maßen sich in fairen Wettkämpfen und lernten im Übrigen, einander zu helfen und zu wertvollen Mitgliedern der Gemeinschaft heranzuwachsen. Indianer, die ihr Kulturerbe achten, finden es besonders schlimm, wenn es in den Reservaten durch Alkohol und soziale Probleme zur Misshandlung von Frauen und

Kindern kommt. Eine Situation, die heute leider auch zum indianischen Alltag gehört.

Vielleicht noch ein Wort zur Hygiene: Oft kam es vor, dass Indianerinnen sich bereit erklärten, in den Haushalten weißer Siedler für Ordnung und Sauberkeit zu sorgen. Wo Indianerhebammen die Geburt von Kindern überwachten, nahm auch die Säuglings- und Müttersterblichkeit drastisch ab. Diese Hilfe wurde als Unterwürfigkeit gedeutet. In Wahrheit galten die Weißen bei den Indianern schon wegen ihres fehlenden Hygienebewusstseins als ausgesprochen dumm, schmutzig und gesundheitsgefährdend. Dass Indianer täglich badeten, war für bibelwütige Fanatiker wiederum nur ein Zeichen ihrer »Wildheit« und »Schamlosigkeit«. Weiße Trapper, welche die indianische Lebensart annahmen, strotzten vor Gesundheit, während die weißen Siedlungen und Forts eine Brutstätte von Krankheit und Seuchen waren.

Ein Volk ist unbesiegt, solange die Herzen seiner Frauen nicht bezwungen sind. Sind sie überwunden, dann ist es am Ende, wie tapfer seine Krieger und wie gut deren Waffen auch sein mögen.[15]

Dieses alte Cheyenne-Sprichwort regt dazu an, uns selbst zu überlegen, wo wir in einer Gesellschaft stehen, die Familie, Ehe und Mutterschaft nur noch als minderwertige »Nebensache« bzw. als Hindernis für die weibliche »Selbstverwirklichung« ansieht ...

Tänze, Träume und Visionen

Tanzen hat für die Indianer nicht nur mit Bewegung und Gesang zu tun, Tanzen ist ein »Gebet mit dem Körper«. Auf den tiefen, rhythmischen Trommelklang reagieren die menschlichen Zellkerne mit geordneter Schwingung, und der hohe Gesang vertreibt negati-

Tänze, Träume und Visionen

ve Energien. Töne und Körperbewegung aktivieren unseren »inneren Arzt«. Dieses Wissen ist längst auch in moderne Bewegungstherapien eingeflossen.

Ein neues Selbstbewusstsein

Die heute wieder grenzüberschreitend abgehaltenen indianischen Tanzfeste (»Pow-wows«) sind viel mehr als eine Touristenattraktion. Für die Indianer sind diese Zusammenkünfte ein Mittel, ihre Traditionen zu leben und gemeinsam ihre Stärke nach außen zu bringen. Die prunkvollen Gewänder, verziert mit Stickereien, die Masken und der Federschmuck sind keine bloße Kostümierung, sie verkörpern uraltes Brauchtum und ein wachsendes Selbstbewusstsein. Oft wird darum gebeten, gewisse Rituale nicht zu fotografieren. Ein Pow-wow ist keine billige Show, Alkohol und Drogen sind streng verboten. »Ehrt die Alten« ist einer der Leitgedanken, und dass viele Tänzer moderne Sonnenbrillen tragen, soll nicht über den Ernst der Sache hinwegtäuschen.

So mancher Tanz oder Gesang kam durch Visionen oder einen Traum zu den Menschen. Es sind dies heilige Zeremonien wie der geheimnisumwitterte »Sonnentanz«, der wegen angeblicher Opfer und grausamer »Folterrituale« zum Ertragen von Schmerzen lange verboten war. In Wahrheit ist der »Sundance« eine Feier zur alljährlichen Wiederkehr allen Lebens auf der Erde, und das Verbot durch die Regierung war politisch motiviert, da sich in solchen geheimen Zusammenkünften auch der Widerstand gegen die Kolonialmächte formierte. Uralte Zeremonien wie der Sonnentanz haben noch tiefere spirituelle Bedeutung als die eher sozialen Pow-wows. Durch die »Geistertanzbewegung« formierte sich in den USA ein letzter roter Widerstand, der 1890 im Massaker von Wounded Knee gipfelte. Die kanadischen »First Nations People« bestätigen allerdings, dass bei ihrem »Sundance« immer die Verehrung allen Lebens, nicht Opferungen oder Schmerzrituale im Vordergrund standen.

Wer träumt, ergründet das Leben

Allen Völkern waren ihre Träume wertvoll. Schon die Ägypter und Griechen kannten den »Tempelschlaf« zur Lösung von Problemen, die australischen Aborigines entdecken ihre »Traumzeit« neu, und wir Europäer haben – typisch übereifrig – eine ganze Traumdeutungsindustrie. Kein Indianer hätte sich vorstellen können, nicht auf seine Träume zu hören. Viele Schamanen erfahren ihre Berufung im Traum. Träume sind ein Teil der Lebenswirklichkeit, den wir zu Unrecht ausklammern. Wenn wir ihre Hinweise aber beachten, können sie zu einem wichtigen Hilfs- und Heilmittel werden. Auch schamanische Heiler hinterfragen manchmal die Traumbotschaften eines Kranken, um zu ergründen, warum er an einer »negativen Besetzung« leidet.

Im Traum, wenn unser »mittleres Selbst« (das wache Bewusstsein) ruht, steigt unser »niederes Selbst« (Unterbewusstsein) hinauf in den Himmel zum »Höheren Selbst« und geht dort in die »göttliche Schule«, um zu lernen. In vielen indianischen Familien ist es bis heute Tradition, einander morgens oder abends am Lagerfeuer die Träume zu erzählen – allerdings ohne diese »systematisch« zu deuten oder zu kritisieren. Vor dem Schlafen wünscht man sich immer »gute Träume«. Bill Johnson von den Nett Lake Ojibwa sagte dazu:

> *Durch Träume haben wir gelernt, wie die Dinge benutzt werden, wie Reis geerntet wird und wie man Tiere jagt. Damit wir all das begriffen, wurde einst ein Menschenpaar von der Erde weg an einen Platz geführt, wo es alles lernte, was ein Indianer wissen muss – auch wie man den Botschaften seiner Träume folgt und die Geister ehrt.*[16]

Die Herstellung von Medizin erfolgt oft aus einem »Traum« heraus, wozu auch die bewusst herbeigeführte schamanische Trance zählt. In dieser geht der Schamane »auf Reisen«, um zu sehen, was

Tänze, Träume und Visionen

die Krankheit eines Hilfesuchenden verursacht hat und wie sie zu heilen ist. Ich bin keine »Eingeweihte« und hatte dennoch selbst ein solches Erlebnis in Zusammenhang mit einer Krankheit meines Sohnes. In mehreren »Träumen« wurde ich sowohl davor gewarnt als auch unterwiesen, was ich zu tun hätte und wie die Heilung ablaufen sollte. (Unserem Kinderarzt habe ich damals ein kleines »Wunder« beschert, das er wohl heute noch nicht ganz begreift. Seither bin ich ihm sichtlich etwas unheimlich.) Ich öffnete mich einfach dafür, also kam die Botschaft. Dies ist es, was Indianer mit dem umfassenden Begriff des Träumens bezeichnen. Wir könnten es genauso gut Beten nennen. »Wer anklopft, dem wird aufgetan«, sagt auch die Bibel.

Längst hat die Esoterikszene »Traumfänger« und andere Utensilien (Medizinbeutel, Räucherwerk usw.) für sich entdeckt. Das hat gute, aber auch schlechte Seiten, sobald es in Geschäftemacherei ausartet. Bedenken Sie, dass diese Dinge nicht bloß Spielereien sind, sondern eine religiös-kultische Bedeutung haben. Traumfänger sollten auch wirklich nach den alten Regeln gefertigt, also echtes Kunsthandwerk sein.

Visionssuche

Die Indianer glauben nur, was der »Große Geist« (»Creator«) ihnen in Übereinstimmung mit dem Herzen mitteilt. Sie gehen hinaus in die Natur, um die Augen offen zu halten und von ihr zu lernen. Verbunden damit ist die traditionelle Visionssuche. Einige Zeit allein, ohne Nahrung und Wasser in der Einsamkeit der Natur zu verbringen, bedeutete für einen jungen Indianer den Einstieg ins Erwachsenenleben. Dabei eine Vision zu haben wurde als Geschenk betrachtet, erzwingen konnte man sie nicht. Schamanen nehmen diese Tortur regelmäßig auf sich, quasi um sich »fortzubilden«. Als Urlaubskick für gestresste Manager war das Ritual sicher nicht gedacht.

Schon das Wort sagt viel aus: keine »Vision« zu haben bedeutet eigentlich, nicht zu wissen, wofür man lebt. Visionäre sind ständig auf der Suche, sie wollen lernen und verstehen. Nicht anders war und ist es bei den Indianern. Allerdings wählten sie die Schöpfung als Lehrmeister, und nicht, wie von uns gerne praktiziert, formelle Glaubensdiktate, esoterische Zirkel oder die berühmte Logik und »Wissenschaft«. So genannte Intellektuelle haben es mit ihrer Visionssuche sicher am schwersten. Wer immer denkt, hat schon verloren.

Die Suche nach der persönlichen Vision ist ein Weg der Entbehrungen, der Einfachheit, des Zeithabens und Loslassens, ein Weg großer Kämpfe und Schmerzen. Aber man muss dazu gewiss nicht in die Wüste oder zu den Indianern pilgern. Visionen können Ihnen im alltäglichen Leben begegnen. Mehr will ich dazu nicht erklären. Wer tiefer gehen möchte, sollte vielleicht die Bücher des Dichters Paulo Coelho lesen ... und sich im Übrigen auf den »inneren Führer« verlassen, der uns allen zur Seite steht. Die IWF-Mitstreiterin und Schamanin White Swallow:

Jedermann kann vom Schöpfer Visionen erbitten, um zur höchsten Weisheit zu gelangen. Dies kann nicht durch Worte allein gelehrt werden ... Menschen, die zuviel arbeiten, können nicht träumen. Visionen und Weisheit kommen nur in Träumen zu uns.[17]

Und Dr. Fred Soal-de-Santé, indianischer Arzt und Heiler:

Wer nicht erkennt, wie viele wichtige Informationen in Trauminhalten vorhanden sind, der verpasst große Chancen und hat letztlich sein Leben nur halb gelebt. (...) Klug ist, wer diese Trauminformationen im Alltag nutzt.[18]

PSI und die Sache mit den Rosen

Jedes Jahr finden im schweizerischen Basel internationale PSI-Tage statt. Das Wissen um mentale Kräfte und geistiges Heilen wird langsam, aber sicher zum Allgemeingut. Die »First Nations« sind uns aber auch hier um ein paar Jahrhunderte zuvorgekommen. Die praktische Anwendung von PSI (Gedankenübertragung und Geisteskontrolle) war und ist für die Schamanen in aller Welt das gewöhnliche »Handwerkszeug«. Unter den indianischen Heilern sind viele, die nachweislich solche besonderen geistigen Fähigkeiten besitzen.

Die stille Rache

Vielleicht haben Sie auch schon davon gehört, dass amerikanische Rosen nicht duften. In den Geschäften werden sie vor dem Einwickeln stets parfümiert. Jeder, der dort war, kann es bestätigen. Aber warum ist das eigentlich so?

Dazu gibt es eine alte Geschichte: Als die Weißen den Indianern alles, was diese liebten, genommen und sie in Reservate verbannt hatten, sannen sie auf eine »friedliche«, aber wirkungsvolle Rache. Oft konnten sie beobachten, dass die Weißen gerne schöne Blumen verschenkten und sich an deren Duft erfreuten. Da kam ihnen eine folgenschwere Idee: In einer gemeinsamen Meditation sprachen sie einen Fluch über alle in Nordamerika wachsenden Rosen und entzogen ihnen mit geistiger Kraft ihren Duft ...

Sie glauben an einen Scherz? Oregon ist bekannt als amerikanischer »Rosenstaat«. Er beliefert Tausende von Verkäufern mit den prachtvollsten Züchtungen. Wenn man dort durch die Rosenfelder schlendert, müsste es eigentlich betörend duften. Tut es aber nicht. Immer wieder hat man versucht, durch Importe und Kreuzungen den amerikanischen Rosen ihren Duft wiederzugeben – ohne Erfolg. Der Fluch scheint zu wirken. PSI auf indianisch? Bislang konnte meines Wissens niemand diese Legende widerlegen ...

Der moderne Mensch weigert sich für gewöhnlich, an die Magie solcher »Zaubersprüche« zu glauben, die etwa auch bei den Regenwaldindianern in Mittel- und Südamerika gang und gäbe sind. Diese brauchen gar nicht daran zu glauben, sie wissen aus Erfahrung, dass ihre Methoden wirken. Wären solche Rituale bloß abergläubisch und dumm, hätten sie sich wohl kaum bis heute gehalten. Im Regenwald, mit all seinen Gefahren, kann man es sich nämlich gar nicht leisten, unwirksame Praktiken auszuüben.

Das Volk der Ojibwa und Cree

Die Ojibwa (auch Chippewa) leben nur zu einem geringen Teil in US-Reservaten, die Mehrheit dieses großen, ursprünglich in Kanada beheimateten Volkes ist bis heute dort angesiedelt. Allein in Ontario zählen sie über 50 000 Stammesmitglieder.

Das Volk der Cree teilte sich in die Gesellschaft der Waldlandindianer (Woodland-Cree), deren Lebensräume sich mit den Ojibwa-Gebieten überschnitten, und jene der Plains-Cree, welche weiter südlich ein Dasein nach Art der uns vertrauten, büffeljagenden Prärieindianer führten.

Jäger der nördlichen Regionen

Die Ojibwa gehören, wie auch die Woodland-Cree, mit denen sie sich heute weitgehend zu einer Völkerschaft von »Oji-Cree« vermischt haben, zur großen Sprachfamilie der Algonkin. Sie lebten nördlich und südlich der großen Seen in Kanada, im Gebiet von Saskatchewan, Alberta, Ontario und Michigan bis hin zum heutigen Wisconsin und Minnesota.

Beispiele freundlicher Koexistenz
Die Ojibwa waren ursprünglich ein Erntevolk, das sich hauptsächlich von dem in dieser Gegend wachsenden »wilden Wasserreis« (Zizania aquatica) ernährte. Daneben betrieben sie Jagd und Fischfang, oft gemeinsam mit den Woodland-Cree. Da die feuchten Marschgebiete eine gute Lebensgrundlage boten, wurden sie zum

Das Volk der Ojibwa und Cree

heiß umkämpften Gebiet rivalisierender Stämme, wobei die Ojibwa sich gegen andere von Süden eindringende Stämme behaupten konnten, da sie durch Pelzhandel mit den Franzosen relativ früh in den Besitz von Feuerwaffen gelangt waren.

Ein glücklicher Umstand, der den Ojibwa und anderen Waldlandindianern Kanadas zugute kam, war, dass die große winterliche Kälte und die scheinbare Kargheit ihrer Region, »badlands« genannt, diese für die weißen Siedler uninteressant machte. So konnten sie ihre Kultur und Lebensweise zum Teil bis heute fast unverändert bewahren. Auch gestaltete sich das Verhältnis der französischen Kolonisten zu den Indianern in der Regel freundschaftlich. Im Pelzgeschäft waren sie gute Partner, die kanadischen Pioniere akzeptierten die Kultur und Lebensweise der »First Nations« und versuchten nicht, wie die bibelwütigen englischen Pilgerväter, sie gewaltsam zu bekehren. Erst mit dem Vordringen anglikanischer Missionare traten viele Indianer zum Christentum über. Das Volk der Cree büßte durch diese »gute Tat« die meisten seiner alten Traditionen ein. Bald zogen sich deshalb viele Indianer ganz in ihre eigenen Familien zurück, um Ruhe zu haben.

Ein letzter Zusammenstoß

Die Ojibwa waren immer bemüht, sich aus den Kriegen zwischen Engländern, Franzosen und Amerikanern herauszuhalten, und beteiligten sich auch nicht an den später gebildeten Zusammenschlüssen indianischer Stämme. Ob das ein Fehler war, sei dahingestellt. Geschichtlich haben sich die Ojibwa nur noch einmal hervorgetan, als sie sich 1898 eine »letzte Schießerei« mit US-Soldaten lieferten, bei der es um Holzrechte ging. Nach diesem relativ harmlosen Geplänkel fanden die Konflikte mit den Amerikanern offiziell ein Ende.

Die Ojibwa sind heute ein stark »französisiertes« Volk, da schon früh weiße Waldläufer Ojibwa-Frauen ehelichten und so ihre Kultur und Sprache in den Stamm einfließen konnte. Diese »eingeheirateten« Weißen und ihre Kinder werden »Metis« genannt. Sie genießen, obwohl sie nur Halbblut-Indianer sind, alle Rechte der »First Nations People« in deren jeweiligen Stammesgebieten. Prof. Dr. Soal-de-Santé, Arzt, Autor und indianischer Heiler, entstammt einer solchen Mischehe. Sein Vater war ein Ingenieur aus Europa, seine Mutter eine indianische Heilerin (mehr dazu im Kapitel über die IWF).

Viel zu wenig bekannt sind außerdem die zahlreichen guten Taten, welche die kanadischen »First Nations People« laufend für weiße Einwanderer vollbracht haben. Es gab damals nämlich noch lange kein geordnetes Wohlfahrtssystem, weshalb kanadische Indianerfamilien sehr oft Waisen oder anderweitig unversorgte Kinder von Kolonisten ohne Gegenleistung bei sich aufnahmen und großzogen. Man war darüber allgemein froh, denn jeder wusste, dass sie es bei den Indianern wirklich gut hatten.

Die Vision von Kitche Manitou

In ihrer Mythologie nennen sich die Ojibwa selbst »Anishnabeg« oder »Anishinabe«, was soviel bedeutet wie »aus dem Nichts gemachte Menschen«. Sie glauben an die göttliche Präsenz von Kitche Manitou, dem »Großen Geist«, der in allem wohnt und auf Grund einer Vision die ganze materielle Welt erschuf. Anders als der patriarchalische, rachsüchtige Christengott des alten Testaments ist Kitche Manitou eine wohlgesinnte Macht der Liebe, die in der »Himmelsfrau« (»Skywoman«) auch ihr weibliches Gegenstück findet. Diese formte nach einer großen Flutkatastrophe (vergleichbar der biblischen Sintflut!), welche die Welt der übermütig gewordenen ersten Menschen zerstörte, eine neue Erde auf dem Rücken einer Schildkröte. Der Bisamratte war es gelungen, hinab ins tiefe Wasser zu tauchen und eine Pfote voll Sand heraufzuholen. Vom Rücken der Schildkröte aus wurde dieser Sand überallhin geblasen und formte neues Land. Die Ojibwa nennen deshalb Nordamerika auch »turtle« – Schildkröte (wegen seiner Form), und die Bisamratte verehren sie bis heute als Heldin. Schließlich wurden zwei neue Menschen als Mann und Frau geboren, und die »Skywoman« kehrte danach in den Himmel zurück. Heute spiegelt sich für die Indianer diese kosmische »Urmutter« in der weiblichen Kraft des Mondes.

Unsinnig ist dagegen die von Weißen oft aufgestellte Behauptung, alle nicht »bekehrten« Indianer seien »Sonnenanbeter«, denn obwohl sie dem »Großvater Sonne« als Sinnbild allen Lebens und der großen »Mutter Erde« als Inbegriff der irdischen und damit menschlichen Fruchtbarkeit ihren Dank erweisen, beten sie diese nicht an. Eine solche Unterstellung ist typisch für europäische Sichtweisen und unseren eigenen, abendländischen Hang zum Götzendienst.

Beseelte Steine und sprechende Trommeln

Wie alle Indianer glauben (besser: wissen) auch die Ojibwa und Cree, dass der Schöpfergeist in jeder Pflanze, jedem Tier, ja selbst in einem Stein zugegen ist. Vergleiche, über die wir »aufgeklärten« Menschen weniger lächeln, sondern über die wir gründlich nachdenken sollten. Sie sind nämlich nichts anderes als ein Ausdruck von Respekt und Wertschätzung gegenüber der Schöpfung. Wer es lächerlich findet, dass tote Steine einen »Geist« besitzen sollen, der möge daran denken, wie sehr wir selbst – gerade in der Medizin – den Fortschritt und die Technik anbeten – menschliches Machwerk, wie es toter nicht sein könnte. Und auch dem »Geist« des Geldes ist es mit Sicherheit nicht egal, ob man ihn für gute oder schmutzige Zwecke einsetzt. Belebtes und Unbelebtes ist von einer gemeinsamen Lebenskraft durchdrungen, die untrennbare Verbindungen zwischen allem schafft, was zwischen Himmel und Erde existiert. Heute weiß man, dass z. B. Titan-Kristalle effektive Speicher messbarer Bioinformationen sind. Auch die Indianer verwenden nur ganz bestimmte Steine zu Heilzwecken, von denen es heißt, dass sie »leben«.

Schon früh bemerkten Ethnologen, dass die Algonkin-Sprache und andere Indianer-Idiome eine für uns ungewohnte grammatikalische Besonderheit aufweisen: sie können nämlich Objekte als lebend benennen, gleichsam wie ein drittes Geschlecht. Auf die einfältige Frage eines »Wissenschaftlers«, ob denn alle Steine für die Ojibwa »lebendig« seien, entgegnete der befragte alte Mann: »Nein – nicht alle, aber manche sind es.«[19] Diese Antwort offenbarte nicht nur seine reife, kritische Sichtweise, sie ist auch wichtig für das indianische Medizinverständnis. Im Übrigen existiert diese sprachliche Eigenheit nicht nur bei den Indianern, sondern sie ist Teil des holistischen (ganzheitlichen) Denkens aller »Naturvölker«, z. B. auch der australischen Aborigines. Ihre Kultur zeigt (wie auch die tibetische!) viele interessante Parallelen zur indianischen Lebensart.

Hüter geheimen Wissens

Das Entzünden der traditionellen Tabakspfeife stellt für die Indianer eine Verbindung zum »großen Geist« her, das Rauchen ist zugleich Opfer und Respektsbezeugung, sozusagen ein »Telefon nach oben«. Solcherart besiegelte Vereinbarungen galten als heilig. Dass Weiße so ehrlos sein konnten, sie zu brechen, war den Indianern völlig unverständlich.

Teilnehmer an indianischen Heilzeremonien berichten regelmäßig über »tanzende Rasseln«, die sich von selbst bewegen, Anwesende berühren und in der Folge bei den Kranken starke Heilreaktionen auslösen. (Diese Behauptungen als Lüge abzutun, stünde wohl nur jemandem zu, der selbst dabei war – praktisch alle Lästerer waren es nicht.) Solche Utensilien, wie auch die heilige Tabakspfeife oder die indianischen Trommeln, würden Angehörige aller

Stämme jedenfalls ohne Zögern als »lebendig« und beseelt, somit als Träger des göttlichen Geistes bezeichnen. In ähnlicher Weise können sich gute (oder auch negative) Kräfte in Steinen oder beliebigen anderen Gegenständen konzentrieren. Denken wir nur an die altbekannten Geschichten über »unglückbringende« Edelsteine, aber auch an den Aufschwung der Lithotherapie (Steinheilkunde), welche bereits in die moderne Medizin Eingang findet. Die Quantenphysik kann inzwischen die natürliche »Strahlung« von Edelsteinen objektiv messen. Die aufregenden Erkenntnisse der Biophotonen-Forschung – sie konnte beweisen, dass alle lebenden Zellen Lichtsignale aussenden und so auch miteinander »sprechen« – habe ich in meinem Buch über das tibetische Kräutermittel Padma 28 ausführlich beschrieben.[20]

Alles ist beseelt
Im Westen nennen Psychologen das Phänomen, auch scheinbar tote Materie als Träger von Lebensenergie zu betrachten, »Panpsychismus« und rücken es oft in die Nähe von Geisteskrankheiten. Dabei ist diese Weltsicht jedoch nicht nur logisches Attribut der Schamanen aller Kontinente, sondern war auch Teil des Denkens großer westlicher Philosophen wie zum Beispiel Leibniz oder Schopenhauer.

Für viele »Energien« oder »Schwingungen«, mit denen Indianer ganz selbstverständlich umgehen, existieren in unserer Sprache absolut keine Begriffe, welche sie angemessen beschreiben könnten. Die Gewohnheit unserer Wissenschaftler, alles, was sie nicht verstehen, als Hokuspokus abzutun, ist für die Indianer nur ein Beweis ihrer außerordentlichen Ignoranz: des absoluten Nicht-Wissens. Und ein Grund mehr, Geheimnisse zu bewahren, von denen sicher ist, dass unsere »Experten« sie missbrauchen würden.

Clans und Totems

Das System der Elemente-Clans und der Mineralien-, Pflanzen- und Tier-Totems gab dem indianischen Leben immer eine wichtige Orientierung. Es macht deutlich, dass eine Trennung zwischen Mensch und Natur nicht existiert. Die Geburt eines Menschen bestimmt seine Clan-Zugehörigheit. Wurde man beispielsweise in den Clan der Schildkröte oder des Otters hineingeboren, deutete das auf eine vorhandene Begabung zum Heilen hin. Andere Clans ließen wieder andere Fähigkeiten vermuten, z. B. als Krieger, Jäger, Lehrer oder Anführer. Durch Einweihungsriten wird Kontakt mit dem eigenen Totem aufgenommen, und der Betreffende lernt, wie er sich des Rates und der Hilfe seiner Schutzgeister bedienen kann. Er muss ihnen jedoch auch etwas zurückgeben, indem er sie achtet und seinerseits für ihren Schutz sorgt. Ein Schamane bemerkte in einem Gespräch gegenüber seinem Gast: »Die Weißen haben keine Totems, das ist ihr Problem, denn so haben sie keine guten Ratgeber.«

Wenn Fremde sich trafen, lautete die erste Frage nicht: »Wie heißt du?«, sondern »Was ist dein Totem?«. Demselben Totem anzugehören erzeugte ein besonderes Pflichtgefühl und tiefe Verbundenheit, die viel stärker wirkten als unsere Verwandtschaftsbande. Die Symbolik der Clans und Totems hielt über Jahrhunderte hinweg die indianischen Gesellschaften zusammen, und noch heute ist sie von grundlegender Bedeutung. Das Schnitzen von Totempfählen und Tiermasken ihrer Clans ist etwa bei den kanadischen Indianern immer noch ein sorgsam gepflegtes Handwerk, dem große spirituelle Kraft innewohnt.

Leitbilder für jeden?

Westliche »Schuster« sollten grundsätzlich bei ihren Leisten – sprich Sonnenhoroskopen – bleiben, doch können die Sinnbilder der Clans und Totems jedem Menschen, der für die indianische

Denkweise offen ist, im täglichen Leben eine Hilfe sein. Die Geburt an einem bestimmten Datum eröffnet nach dem indianischen Medizinkreis eine interessante Perspektive des eigenen Lebensweges. So manche Charaktereigenschaft oder Abneigung wird dadurch verständlich und der Umgang damit leichter. Wie zu erwarten, gibt es bereits »Medizinrad-Seminare«, und die Gefahr, dass auch diese Sache zur esoterischen Spielerei verkommt, ist groß. Ich empfehle, sich gründlich aus Büchern indianischer (!) Autoren zu informieren und auf die eigene »innere« Stimme zu hören. Mehr ist nicht nötig und für uns weiße Kopfmenschen ohne »rote« Führung auch nicht sinnvoll.

Geboren im »Mond der großen Winde« (Frühling), gehöre ich nach indianischer »Erdastrologie« zum Frosch-Clan, der wie bei Schildkröte und Otter auf eine Beschäftigung mit dem Thema Heilen (Wasser) hindeutet. Mein Tier-Totem auf dem Medizinrad nach Sun Bear wäre der Puma, ein Raubtier, das seine Freiheit mit Zähnen und Klauen verteidigt. Wer mich kennt, dem kommt das sicher bekannt vor. Meine Totem-Pflanze ist der Wegerich, ein Heilkraut, das sich in meinem Garten überaus heimisch fühlt – na, also ...

Traditionelle indianische Medizin

Medizinmänner und Schamanen

Der Ausdruck Schamanismus leitet sich vom sibirisch-tungusischen Wort »saman« her, das jemanden bezeichnet, der sehr erregt oder »abgehoben« ist. Das Schamanentum ist so alt wie die Menschheit. Schamanen hüten für ihren Stamm religiöse und soziale Traditionen und gelten als Träger großen Wissens und außergewöhnlicher Macht. Dennoch sind sie nicht Herrscher, sondern vor allem Diener ihres Volkes. Schamanen genießen bis heute enormes Ansehen, und es ist ein Irrtum zu glauben, sie hätten in unserer Welt keinen Platz mehr. Dagegen sind die im Westen üblichen esoterischen Spielereien mit dem Thema Schamanismus nicht nur abzulehnen, sie können für die Beteiligten auch gefährlich werden. Mir sind in den letzten Jahren so viele Eingeweihte (und auch Opfer derselben) untergekommen, dass es ans Lächerliche grenzt. Wo übertriebene Liebenswürdigkeit, Profit und geplante Inszenierungen die Hauptrolle spielen, muss man – wie im Sektenbereich – zu größter Vorsicht raten. Schamanen, die ihre Berufung ernst nehmen, lassen sich darauf nicht ein. Auch Werbung für sich zu machen, hat ein echter Schamane noch nie nötig gehabt. Schamanen erkennt man überdies nicht »von außen«, und ob sie schreien, fluchen oder sich schlecht benehmen, sagt nichts über ihre Fähigkeiten aus.

Schamanismus im Westen

Beim Weltfriedensgebet (Kalachakra) S. H. des 14. Dalai Lama 2002 in Graz war im Rahmen eines Medizinkongresses nicht nur der Apache Reuben Silverbird (s. o.), sondern auch die sibirische Schamanin Nadja Stepanova geladen. Ihr Auftritt hätte als Zeugnis des »modernen« Schamanismus gelten können.

Einigen Zuhörern erschien dieser Vortrag sicher abenteuerlich, doch mich hat er zutiefst beeindruckt. Nadja Stepanova arbeitet u. a. in Italien mit Ärzten zusammen, und sie berichtete über ihre Erfolge bei medizinisch aussichtslosen Fällen. Dass sie zu diesem Zweck Ahnen und Naturgeister anruft oder glühende Schwerter ableckt, mag den Kranken gleich sein. Ein todgeweihter Säugling wurde mit ihrer Hilfe gesund, und selbst Herzkrankheiten oder Nierensteine konnten den schamanischen Ritualen nicht trotzen. Auch kommendes Unheil sieht Nadja Stepanova oft voraus und warnt davor. Ihr Resümee war interessant: »Ein Heiler muss Respekt, Mitgefühl und Liebe für die Kranken haben, sonst ist alle Mühe vergebens ...«

Die Erkrankung selbst spielt für Schamanen eine untergeordnete Rolle, da sie vor allem bemüht sind, die verlorene Harmonie aller kosmischen Kräfte wiederherzustellen. Und so antwortete Nadja Stepanova auf die Frage einer Kongressteilnehmerin, welche Art von Herzleiden sie denn damals behandelt habe, wahrheitsgemäß: »Das war nicht wichtig, ich habe es vergessen.« Wir dankten ihr die Ehrlichkeit mit Applaus.

Spinner oder Wissende?

Schamanismus findet anderswo statt. Möchte man glauben. Wir haben in Europa bloß verlernt, unser schamanisches Erbe zu pflegen. Ich vermute, dass nicht wenige »Berufene« sich bei uns in psychiatrischen Anstalten wiederfinden, sofern sie diesem Ruf folgen. Dennoch gibt es überall »positive Spinner« – Leute, die alles anders machen und einen besonderen »Draht« zur Schöpfung haben.

Da werkt etwa im obersteirischen »Narzissenort« Bad Aussee der gelernte Drogist Ortwin Maritsch. Seine Überzeugung, dass auch Pflanzen eine Seele haben, versucht er wirklich zu leben. Er stellt heilende Essenzen her, ohne die verwendeten Pflanzen zu pflücken. Im salzburgischen Lungau beweist der »Agrarrebell« Sepp Holzer, dass so manches geht, was in den Hirnen von Schreibtischtätern nicht sein darf. Er züchtet Kiwis auf der Alm, erntet mitten im Winter Radieschen und sät sein Getreide in den Wald. Heute ist seine Arbeit als »Permakultur« weltweit anerkannt, und er schaffte es sogar, in staubtrockenen brasilianischen Armenvierteln Gemüsekulturen anzulegen. Seine Lehrmeisterin ist die Natur. Vom »Wasserpapst« Johann Grander werden wir noch später hören. Sie alle leben sichtlich ihre schamanischen Anteile aus und betreten damit eine Wirklichkeit, die so genannte »Realisten« gewohnheitsmäßig verdrängen. Im deutschen Lenkersheim hat Erwin Bauereiß (»Druide Quercus«) trotz oder gerade wegen seines eigenen schweren Schicksals sein ganzes Leben in den Dienst der Natur und der Liebe zu Pflanzen und Bäumen gestellt. Er ist Herausgeber der einzigen deutschen Zeitung für Naturlyrik, und aus seinen Gedichten spricht ein Schamane (siehe zu seiner Arbeit die Literaturliste).

Ich selbst bezeichne mich manchmal scherzhaft als »Alltagsschamanin«, weil ich zwar nicht »eingeweiht«, aber doch merklich anders bin als die durchschnittlichen Mitläufer. Das hat mir schon genügend Häme und Spott eingetragen, und Schreiben ist ein Weg, mich dagegen zu wehren. Es ist meine Teilhabe am »Geheimnis des Großen Geistes«, doch dieser spirituelle Anteil schlummert in uns allen. Der korrekte Ausdruck für einen Schamanen, der weitaus mehr tut, als nur Kranke zu heilen, wäre eigentlich: »Mann, der nach den letzten Geheimnissen sucht«. Um jedoch solch ein echter Schamane oder eine echte Schamanin bzw. »Medizinmann« oder »Medizinfrau« zu werden, dazu bedarf es einer Berufung von dritter Seite – einer so genannten Initiation.

Geheimnismann – Geheimnisfrau

Es gibt, wie der Muskogee-Schamane Bear Heart in seinem Buch *Der Wind ist meine Mutter* feststellt, zwei Dinge, die ein Medizinmann niemals von sich behaupten sollte. Erstens: dass er Medizin »machen« könne, denn diese existiert ja im Grunde schon. Ein Medizinmann ist nur in der Lage, sie zu finden und »die Dinge sinnvoll zusammenzufügen«. Zweitens: dass er heilen kann, denn alle Heilung kommt aus der einen höheren Quelle, wie immer wir sie nennen mögen. Medizinmänner und -frauen sind, ebenso wie westliche Ärzte, nur Helfer auf dem Weg zur Gesundung. Die Aussage: »Ich habe jemanden geheilt« ist falsch und überheblich. Darum wird ein seriöser Heiler, gleich welcher Herkunft, auch niemals Druck auf den Kranken ausüben oder von vorn herein behaupten, eine Krankheit heilen zu können. Sollten Sie je Gelegenheit haben, sich von einem traditionell-tibetischen Arzt (»Amchi«) untersuchen zu lassen, werden Sie genau dieselbe Einstellung bemerken, denn gesund werden kann jeder Leidende – mit praktischer und spiritueller Führung – letztlich nur selbst. Die hellsichtige, medizinkundige Klosterfrau Hildegard von Bingen drückte es zu ihrer Zeit so aus: »Der Kranke wird (durch diese Medizin) geheilt werden ... *nisi Deus nolit:* es sei denn, Gott will nicht ...«[21] Vielleicht sollte man hinzufügen: Es sei denn, der Kranke will nicht – sprich: es ist eben jetzt und hier nicht sein Weg.

Medizinfrau oder -mann wird man nicht aus eigenem Willen. Entweder fordert ein praktizierender Schamane den Betroffenen auf, bei ihm in die Lehre zu gehen, oder der »Ruf« erfolgt im Traum, durch irgendein prägendes Ereignis oder eine eigene schwere Krankheit. Meist löst diese Berufung wenig Freude aus, denn sie ist mit großen Entbehrungen und lebenslangem Studium verbunden. Dazu gehört auch die Visionssuche. Sie hilft dem Kandidaten, sich über seinen Lebensweg und seine künftigen Aufgaben klar zu werden. Es heißt, dass ein Berufener, der dieser Stimme nicht folgt, krank wird oder gar stirbt. Er kann außerdem nicht

»Medizin« für sich selbst und andere herstellen, sondern muss sich für eines von beiden entscheiden. Viele Schamanen konzentrieren sich weiters auf eine bestimmte Art von Leiden und »überweisen« Patienten mit anderen Krankheiten weiter. Vor allem aber muss ein wahrer Schamane lernen, persönliche Krisen zu meistern und seine eigene Person in den Hintergrund zu stellen. Am Fehlen dieser gewissen Demut kann man Scharlatane rasch erkennen. Bescheidenheit war und ist gerade bei den Indianern eine der höchsten Tugenden, ebenso wie die Verschwiegenheit über alles, was ihr Verhältnis »nach oben« – also ihre eigene Religiosität – betrifft. Der bekannte Ethnobotaniker Christian Rätsch sagte dazu in einem Interview:

Der Schamane opfert sein Leben den Menschen. Zudem darf man als Schamane oder Schamanin seine Leistungen nicht in Rechnung stellen und muss angstfrei und unkonditioniert leben. Dies sind Eigenschaften, welche ich bei keinem der selbsternannten Schamanen in unseren Breiten jemals auch nur annähernd beobachten konnte.[22]

Heiler in allen Bereichen

Was können indianische Heiler nun wirklich? Beruht ihr Erfolg auf dem so genannten Placebo-Effekt, d. h. Einbildung und Glauben, gründet sich ihre Hilfe nur auf reines Kräuterwissen, sind sie auch fähige Psychologen, oder macht all das zusammen ihre »Kunst« aus?

Fast niemand träumt von aller Medizin

Der Lakota-Heiler Lame Deer betonte in Gesprächen immer den Umstand, dass die Arbeit von Indianerschamanen sich nicht auf das simple Heilen von Krankheiten beschränkt. Üblicherweise gab und gibt es bei den Stämmen immer mehrere »Spezialisten«, denn, so Lame Deer: »Kein Mensch träumt von aller Medizin.« Der Begriff »Medizin« bedeutet hier nicht nur Heilmittel, sondern umfassende Hilfe.

Bei den Lakota gibt es etwa den Mann der Kräuter (Pejuta Wicasa), der mit Pflanzen sprechen kann, aber auch eigene Heilkräfte besitzen muss. Ein Priester (Yuwipi) hat die Fähigkeit, bestimmte heilende Steine zu finden. Der Beschwörer (Wapiya) kann auch böswillig und ein »Hexer« sein. Daneben gibt es den heiligen Clown (Heyoka), der die Menschen zum Lachen bringt (denken wir an die »Roten Nasen« unserer Spitäler!) und schließlich den Seher (Waayatan), den Mann der Visionen. Sie alle spielten eine wichtige Rolle im Stammesverband. In jedem Bereich des täglichen Lebens konnte man so Rat und Hilfe erfahren.

Unserer Vorstellung eines »Medizinmanns« entspricht am ehesten der »Wicasa Wakan«, der Heilige Mann. Nur er beherrscht – als besondere Gabe – all diese Künste in Vollendung. Er ist »eins mit allen Dingen«, sucht die Stille und Abgeschiedenheit, muss aber regelmäßig seiner Berufung, anderen Menschen zu helfen, folgen. Ansonsten kann es sein, dass die Geister ihn bestrafen, denn wer sich »um Macht bewirbt«, muss sie auch zum Wohle anderer Menschen einsetzen.[23]

Wie Schamanen heilen
Wer sich je entschlossen hat, an einer schamanischen Heilzeremonie teilzunehmen, musste als Erstes lernen, westliche Sichtweisen und Erwartungen über Bord zu werfen. Schamanen wollen keine Befunde oder Röntgenbilder sehen. Sie holen den Kranken dort ab, wo er gerade steht – als spirituelles, hilfesuchendes Wesen, mit allen Fehlern und »Sünden«, ohne Wenn und Aber. Doch sie führen ihn auch zu schmerzhaften Einsichten. Wer das nicht will, ist bei einem Schamanen fehl am Platz.

Der Ojibwa-Heiler Sun Bear warnt vor jeder Dogmatisierung.

Davor, zu glauben, dass z. B. ein bestimmtes Fachwissen über Kräuter ausreiche, um damit zu heilen. Gleichzeitig betont er, dass kein Mittel (auch kein chemisches) von sich aus »schlecht« sein muss. Wichtig ist der Umgang damit, und dass der Kranke bereit ist, selbst Verantwortung für sein Leben zu übernehmen. Wenn sich ein Heiler entschließt, bestimmte Rituale durchzuführen (eine Krankheit symbolisch »auszusaugen«, Lieder zu singen oder die »verlorene Seele« des Kranken zurückzuholen), dann tut er dies zur Bekräftigung jenes Bandes, das uns alle mit dem »Großen Geist«, der allgegenwärtigen Heilkraft, verbindet. Dies sind überaus wirksame Rituale. Einen müden Abglanz davon nutzen westliche Ärzte, wenn sie weihevoll den Rezeptblock oder das Skalpell zücken und damit schulmedizin-gläubigen Patienten das Gefühl geben, Hilfe sei nahe.

Dass das wirklich stimmt, zeigten Versuche mit Scheinmedikamenten (Placebos) und sogar Scheinoperationen, nach denen die Patienten sich genauso gut und schnell von ihrer Krankheit erholten wie bei echten Eingriffen. Mit dem Unterschied, dass die Erfolge schamanischer Zeremonien meist dauerhaft sind, Placebo-Effekte dagegen nicht bzw. nur so lange, bis der Kranke die Wahrheit erfährt. Eine epidemiologische Studie unter Indianern der Provinz Saskatchewan ergab, dass durch indianische Peyote-Heilzeremonien Alkoholiker in 99 Prozent der Fälle dauerhaft entwöhnt wurden. Von solchen Erfolgsquoten können unsere modernen Drogenzentren nur träumen.[24]

Keine Psychotricks
Echte Schamanen zu verstehen heißt auch, den Gedanken zu begraben, sie würden einfach billige Psycho-Effekte zu ihrem Vorteil nutzen. Das scheint nur Unwissenden so. Indianer halten hypnotische oder spirituelle Techniken im Gegenteil für sehr gefährlich, sobald sie in die Hände von Menschen gelangen, an deren gutem Charakter gezweifelt werden muss. Deshalb sehen sie auch die

weiße Sekten- und Esoteriklandschaft sehr distanziert. Indianerschamanen vergessen nie, dass jeder Mensch seinen eigenen Weg und seine eigene Bestimmung hat. Diese zu manipulieren, lehnen sie vollkommen ab.

Westliche Psychotherapeuten folgen tatsächlich nicht ungern dieser Schiene, so ehrlich darf man sein. Sie glauben, jede Krankheit und jedes Problem analysieren und »deuten« zu können. Bleibt eine Heilung aus, wird die Schuld gerne auf die »mangelnde Mitarbeit« des Patienten geschoben. Und öfter, als man zugibt, kommt es hier zu psychischer Abhängigkeit statt seelischem Wachstum. Viele Menschen, die jahrelang zur Psychotherapie oder in diverse Lebenshilfeseminare laufen, sehen – wie die Dichterin Susanna Tamaro so treffend schreibt – meist nicht aus wie Sonnenblumen, die ihr Antlitz der Sonne zuwenden, sondern eher, »als seien sie von Schlingpflanzen befallen ...«[25] Indianische Schamanen belächeln diese westliche »Psychoakrobatik«. Demgegenüber haben ihre alten Riten, die eine Vielzahl heilsamer therapeutischer Effekte auslösen, allen Stämmen über Jahrtausende hinweg die körperliche und seelisch-geistige Gesundheit bewahrt.

Echte Schamanen und Heiler sind, wie bereits erwähnt, Diener und keine Herrscher. Sogar die westliche Psychologie hat mittlerweile erkannt, dass eine altruistisch-dienende Haltung als Anzeichen für seelische Gesundheit zu werten ist. Je gesünder ein Mensch, umso stärker seine Tendenz, ganzheitlich zu agieren, gesellschaftlich sinnvoll zu leben und zu arbeiten. Immer an sich selbst zu denken ist die beste Garantie, krank zu werden und es auch zu bleiben.

Wie also heilen Schamanen wirklich? Ich würde darauf mit einem Satz aus dem Film *Das Lied von Bernadette* antworten: »Wer glaubt, für den ist keine Erklärung nötig – wer nicht glaubt, für den ist keine Erklärung möglich ...«

Wer tatsächlich gesund werden will, den wird es nicht kümmern, ob das, was ihm Heilung bringt, »wissenschaftlich belegt«

ist. Unsere Prüfungsmanie ist ja nur notwendig, weil eine forschungs- und wirtschaftsvernetzte Medizin ständig danach strebt, irgendwelche Gifte und fragwürdigen Eingriffe in den Körper als »neue« Heilmittel anzupreisen. Überall sonst würden schlichte Erfahrungswerte als Beweis der Wirksamkeit ausreichen. So war und ist es bei den Indianern, aber auch den Tibetern, australischen Ureinwohnern und anderen »First Nations« und »Aboriginals« dieser Erde. Fast immer verfügten sie über perfekte Naturheilsysteme, bevor »zivilisierte« Invasoren darangingen, ihr Kulturgut zu unterwandern oder gar auszulöschen.

Das Medizinrad

In allen Kulturen dieser Welt findet sich der Kreis als Sinnbild für Geschlossenheit, Tradition und den Fluss natürlicher Energien. Alles im Universum verläuft zyklisch: der Wechsel der Jahreszeiten, der Lauf der Gestirne, alles tierische und menschliche Leben. Der Medizinkreis ist eine Verkörperung von Werden und Vergehen, ein Symbol für Ende und Neuanfang.

Ob wir nun keltische Jahreskreisfeste, das tibetische »Rad der Zeit« (Kalachakra) oder das indianische Medizinrad betrachten: sie spiegeln den immerwährenden Fluss des Lebens. Alles ist in Bewegung und verändert sich. Nur Stillstand bedeutet Tod.

Ein Symbol für geistig-seelisches Wachstum

Das indianische Medizinrad ist ein magischer Regelkreis, der die gesamte Schöpfung umfasst. Im Alltagsleben zeigte sich seine Symbolik zum Beispiel im kreisförmigen Anlegen der Zelte und Behausungen, in der runden Trommel oder im Kreis der Schwitzhüttenzeremonie (»sweat lodge« = inipi). Auch bei Beratungen saß man im Kreis um ein Lagerfeuer, und Tänze wurden immer kreisförmig getanzt. Für unsere gestressten Kinder und Manager haben wir in

Europa unlängst das Ausmalen von Mandalas entdeckt, weil es sichtlich die Nerven beruhigt.

Das ganze menschliche Leben von der Geburt über die einzelnen Lebensphasen bis hin zum Tod und zur erneuten Wiedergeburt ist ein ewiger Kreislauf. Jedem Bereich des Medizinrades sind daher bestimmte Himmelsrichtungen und ihre Hüter, bestimmte »Monde« (Jahresabschnitte), Pflanzen, Tiere, Steine oder Elemente zugeordnet. Sie dienen als reiche Informationsquelle dafür, wie ein Mensch leben und sich entwickeln kann, indem er alle Stationen des Rades durchwandert. Für jemanden, der um diese Geheimnisse weiß, ist die Erde, wie der Ojibwa-Medizinmann Sun Bear sagt, »ein magischer Ort und der Ursprung unerschöpflichen Staunens«. [26]

Der indianische Medizinkreis ist unter anderem ein Symbol dafür, dass der Mensch nicht durch seine Geburt auf eine bestimmte Position festgelegt wird, sondern dass er auch Stärken und Schwächen der anderen Bereiche des Rades in sich trägt. Der Kreis ist eine Aufforderung an jeden von uns, im Leben nicht stehen zu bleiben, sondern durch Austausch mit anderen Menschen und der Natur zu lernen und zu wachsen. Dies gilt besonders für die Bewältigung von Krankheit und Leiden.

Ökologische Regelkreise
Lange bevor unsere Wissenschaft es »entdeckte«, kannten die Indianer auf Grund ihrer Medizinräder bereits die ökologischen und biologischen Gesetzmäßigkeiten. Ihnen war klar, dass jede Störung eines dieser »Räder« auch die anderen Kreise beeinflusst und so die Harmonie der Schöpfung durcheinander bringt. Das gilt überall in der Natur, ebenso beim Menschen. Wenn wir nicht mehr im Gleichgewicht sind, treten Krankheiten auf. Diese zeigen sich meist zuerst auf der körperlichen Ebene, doch physische Leiden entstehen eigentlich zuerst im Geist (Denken und Einstellung) und im seelischen bzw. spirituellen Bereich (Disharmonie mit dem höheren

Selbst). Die Erkenntnis zeigt, dass alles mit allem verbunden ist: die Natur, der Mensch und das Universum.

Würde man ein Medizinrad für den Menschen in vier Sektoren gliedern, ergäbe sich folgendes Bild:

1. das körperliche Selbst (body) – physischer Körper
2. das mentale Selbst (mind) – Geist = Tagesbewusstsein und Denken
3. das emotionale Selbst (emotion) – Gefühlsbereich
4. das spirituelle Selbst (spirit) – Seelenkörper

Ist auch nur eines dieser Viertel gestört, ist das »Rad Mensch« nicht mehr heil, sprich gesund und harmonisch. Es bedarf also eines Ausgleichs. Eine sinnvolle Medizin sollte hier möglichst ganzheitlich (= holistisch, d. h. auf allen Ebenen) wirken. Die Neun-Kräuter-Formel **Original Indian*Essence** ist ein wunderbares Gesundheitsmittel, das diese Anforderungen bestmöglich erfüllt.

Aufgeschlossene Ärzte von heute kennen sehr wohl die Zusammenhänge zwischen grob- und feinstofflichen Energien. Ganzheitliche Behandlung bedeutet immer, den Patienten als hilfesuchendes Wesen mit eigenen Gedanken und Gefühlen zu respektieren. Nicht nur der Körper muss behandelt werden, sondern vor allem die Seele und der geistige Bereich verlangen Unterstützung. Die Medizin der Zukunft wird eine allumfassende sein müssen. Wenn heute so viele Kranke zu irgendwelchen Quacksalbern und »Heilern« laufen, dann deshalb, weil sie sich von diesen mehr Zuwendung und Aufmerksamkeit erhoffen, als unser moderner Medizinbetrieb sie bietet. Das aktive Zuhören und die Anteilnahme an den Problemen des Patienten zeigt oft mehr Heilwirkung als teure Arztbesuche und Medikamente – jeder Kritiker muss das neidlos zugeben.

Die Midewiwin

In den Legenden der Ojibwa erhielten die »Anishinabe« auch ihr medizinisches Wissen von Kitche Manitou. Er hatte Mitleid mit seinen kranken Kindern und sandte den Lehrer Nanabush (Nanaboshu) mit dem Geschenk der Medizin hinab auf die Erde. Dieser suchte sich einen jungen Mann, Odaemin, den er zum ersten »Medizinmann« ausbildete. Zu Ehren des Schöpfers wurde die Heilkunst von da an ständig gepflegt und weiterentwickelt.[27]

Hüter der Traditionen

Die Medizinmänner und -frauen der Ojibwa und Cree kamen nun regelmäßig zusammen, um von einander zu lernen und ihr Wissen auszutauschen. Da die Menschen aber nach wie vor oft krank wurden, machte man sich Gedanken, wie diese Leiden durch ein gutes und »richtiges« Leben vermieden werden könnten (eine erste Form wirklicher Vorsorgemedizin!). Diese neue Tradition wurde durch regelmäßige Zeremonien und Rituale gepflegt. Die Medizinkundigen waren Vorbilder für das Volk und hatten dafür zu sorgen, dass ihr Wissen nur zum Guten verwendet wurde. Das Zelebrieren dieses Geschenkes der Heilkunst wurde bekannt als »Midewiwin« (von: mino = gut und daewaewin = von Herzen kommend). Eigentlich bedeutet der Ausdruck einfach »Klang« und meint damit den Klang der Trommeln und Rasseln, welche für die Zeremonien verwendet wurden. Die Mitglieder dieser Vereinigung, die bis heute weiterbesteht, heißen »Mides« (Einzahl: »Mide«).

Anfangs galten nur Pflanzenwissen und vorhandene Heilkräfte als Voraussetzung für die Mitgliedschaft, später wurde auch ein guter, ehrenvoller Charakter verlangt (wäre das doch unter Medizinern und Psychotherapeuten auch so ...). Männer mussten eine Vision erlangt haben, für Frauen war das nicht Bedingung, da ihre Fähigkeit, zu gebären und Leben weiterzugeben, einer Vision

Die Midewiwin

gleichgestellt ist (ein wunderbar respektvoller Ansatz, von dem wir lernen könnten). Von da an durfte nur noch Mitglied werden, wer dazu eingeladen wurde. Niemand konnte selbst darum bitten. Die Lehre als künftiger Mide umfasst 4 Stufen oder Grade. Sie zu erreichen wird dem Anwärter nicht leicht gemacht. Wer die Stufen schließlich alle erfolgreich durchlaufen hat, zählt zum inneren Kreis und gilt als wahrer Meister. Nur er oder sie darf gewisse heilige Rituale und Zeremonien durchführen. Mides folgen dem »Pfad des Bären«, und die stärksten, von ihnen kreierten Heilmittel werden auch »Bärenmedizin« genannt. Dazu zählen vor allem die hochwirksamen, geheimnisvollen »Zaubertränke« aus Wurzeldrogen, Kräutern, Rinden, Algen, Moosen und Pilzen, deren Zusammenstellung allein in den Händen berufener Mitglieder liegt.

Die heilige Zahl Neun

Die Zahl Neun ist nicht nur für indianische Schamanen eine magische Zahl. Sie ist auch die »heilige Zahl des Absolut-Göttlichen« (Braman) und wird in der jüdischen Kabbala (Zahlenmystik) als »Weisheit des gelebten Wissens« bezeichnet. Die Quersumme jeder Multiplikation mit neun ergibt wieder neun. Die indianischen Tipis werden normalerweise von neun »Pools« (Zeltstangen) gehalten, jede besitzt eine eigene Symbolik. Sie stehen für Lernfähigkeit, Respekt, Bescheidenheit, Ehrlichkeit, Glücklichsein, Glaube, Dankbarkeit, Heilung und Liebe.

Für die Indianer bedeutet Liebe vor allem, andere Menschen so zu nehmen, wie sie sind, niemanden verbessern oder ändern zu wollen. In der christlichen Tradition würden wir von »Agape« sprechen. Sie ist die höchste Form »weißer Magie« und die Grundlage jeder Heiltradition. Die Vereinigung von neun Ingredienzen in **Original Indian*Essence** ist wesentlich, da gerade diese spirituelle Energie das besondere Schwingungsmuster des »heiligen Trankes« ausmacht.

Original Indian*Essence® – Lebenselixier auf Adlers Flügeln

Heilgeheimnis der »First Nations People«

Seit ältester Zeit waren die nordamerikanischen Ureinwohner, in Kanada heute »First Nations People« (»Einwohner der ersten Stunde«) oder einfach »First Nations« genannt, im Besitz eines überaus komplexen Heilwissens. Nur ein winziger Bruchteil davon gelangte bis heute in weiße Hände. So verdanken wir beispielsweise unsere moderne Anti-Baby-Pille einem »Tipp« pflanzenkundiger Indianer, denn für sie war Empfängnisregelung noch nie ein Tabu, wegen ihrer Lebensumstände sogar pure Notwendigkeit. Immer war ihr gesamtes Wissen untrennbar verbunden mit ihrem Glauben an den »Großen Geist« (»Manitu« = »Creator«) und ihrer Überzeugung, der Mensch sei verpflichtet, achtsam mit den Geschenken der Schöpfung umzugehen. Das Wort »Manitu« benutzten sie nur ehrfurchtsvoll während ihrer traditionellen Gebete und Riten. Ansonsten verwendete man respektvolle Umschreibungen. Dass dieses Grundbedürfnis in allen Völkern vorhanden ist, zeigt deutlich unser eigenes christliches Gebot: »Du sollst den Namen des Herrn nicht achtlos aussprechen!« Wir haben alle dieselbe »Religion«, d. h. Bindung an den Schöpfer, und den tiefen Wunsch, Teil eines liebevollen Ganzen zu sein, das uns schützt und nährt.

Auf den Schwingen des Adlers

Wie in den äußerst facettenreichen indianischen Sprachen üblich, umschrieb man auch ein seit langer Zeit existierendes »göttliches Heilmittel« den Weißen gegenüber nur in symbolhafter Art und

Weise. Die Ojibwa-Indianer nannten es »Auf Adlers Flügeln schwingendes Lebenselixier«, die Cree-Indianer »Heiliger Trank« und die Sarcee- oder Stoney-Indianer »Göttliche Harmonie«. Den tiefen Sinngehalt dieser Bezeichnungen kann der westliche »zivilisierte« Mensch nur andeutungsweise erahnen oder interpretieren.

Selbst nennen die Indianer dieses geheimnisvolle Getränk »Utinam« – »Manitu« umgekehrt gesprochen. Das geschieht aus Ehrfurcht, weil es – wie schon erwähnt – respektlos wäre, den »Creator« oder »Großen Geist« ohne entsprechenden Anlass bei seinem Namen zu nennen. In Gesprächen mit den Weißen benutzten die »First Nations People« für ihren heiligen = heilenden Trank meist die schlichte Bezeichnung »Indian Essence« (indianische Tee-Essenz). Um dieses »Lebenselixier« rankten sich abenteuerliche Geschichten, und so mancher gab vor, das Rezept zu kennen. Allerdings war niemand je vor Ort bei den Indianern gewesen, und diese hatten gleichsam ein Schweigegebot erlassen, das auch streng befolgt wurde.

Renée M. Caisse und Essiac

Unter dem Titel »Cancer Hope Reborn« (»Neue Hoffnung bei Krebs«) veröffentlichte die kanadische Zeitung *Vancouver Sun* im Mai 1992 eine sensationelle Story über ein altes indianisches Naturheilmittel. Es handelte sich dabei um eine geheimnisvolle »Kräuter-, Wurzel- und Rindenmischung« und um die Arbeit der Krankenschwester Renée M. Caisse aus Bracebridge, Ontario (ich wähle hier die korrekte französische Schreibweise ihres Namens). Diese gütige Frau opferte in den 20er-Jahren liebevoll und selbstlos viel Zeit für die Sterbebegleitung von Schwerstkranken.

Zufall oder fällt uns etwas Gutes zu?

1922 berichtete eine 80-jährige Patientin, die von Schwester Renée gepflegt worden war, wie sie seinerzeit von ihrem Brustkrebsleiden geheilt wurde. Praktisch in letzter Not habe ihr damals ein Indianer vom Stamm der Ojibwa ein »Geheimrezept« aus vier Kräutern übergeben und ihr verraten, wie dieser Heiltrank richtig zubereitet wird. Sehr bald sei sie dann auf wundersame Art und Weise von ihrem Krebs geheilt worden. (Hier sollte zugleich erwähnt werden, dass dieser Indianer ziemlich sicher kein Schamane war und mit der Preisgabe seines bruchstückhaften Wissens in den Augen seiner Stammesgenossen einen Verrat an den strengen Traditionen beging.)

»Zufällig« und als Zeichen ihrer Dankbarkeit für die damalige Heilung übergab diese Patientin nun ihr Geheimrezept an Renée Caisse weiter. Schwester Renée sammelte daraufhin selbst die benötigten Pflanzen und heilte 1924 mit diesem Mittel ihre an Magen- und Leberkrebs erkrankte Tante, die von Schulmedizinern bereits aufgegeben worden war. Sie lebte danach noch 21 Jahre. Der behandelnde Arzt, Dr. R. O. Fischer aus Toronto, war von diesem Erfolg so beeindruckt, dass er den Heiltrank weiteren Patienten verabreichte. Sehr viele wurden gesund, und die Kunde über den »indianischen Wundertrank« verbreitete sich wie ein Lauffeuer.

Die zahlreichen Heilerfolge von Schwester Caisse blieben auch den Medien nicht verborgen. Von Küste zu Küste berichteten Zeitungen, Zeitschriften und Magazine über diesen »heiligen Wundertee«. Immer mehr Ärzte in den USA und Kanada sandten ihre sterbenskranken Patienten zu Renée Caisse, die mit dieser einfachen Formel, bestehend aus Klettenwurzel, Kleinem Ampfer, Ulmenrinde und Rhabarberwurzel, in selbstloser Art und Weise Tausenden von Kranken das Leben retten konnte. Sie nannte ihren Tee »Essiac« (ihr eigener Name rückwärts ausgesprochen), in Anlehnung an den sagenumwobenen (jedoch unbekannten) Kräutertrank »Utinam«; diese Bezeichnung wollte sie aus Respekt vor den

Original Indian*Essence

Indianern nicht verwenden. An der Absicht, ihre Entdeckung als echtes Heilmittel gegen Krebs zu etablieren, schieden sich rasch die akademischen Geister.

Essiac als Stein des Anstoßes
Über ihrem Wunsch, die Anerkennung von Essiac als Krebsheilmittel zu erwirken, ignorierte Renée Caisse lange Zeit, dass die breite Ärzteschaft offensichtlich wenig Interesse daran hatte, sich von einer »dahergelaufenen Krankenschwester aus Kanada« ins wissenschaftlich untermauerte Handwerk pfuschen zu lassen. Damals wie heute wird es von der universitären Medizin samt Chemiekonzernen nicht gerne gesehen, wenn Nichtärzte mit »Außenseitermethoden« unleugbare Heilerfolge erzielen. Dazu kam, dass Schwester Caisse hilfesuchende Patienten ohne Ansehen der Person und mittellose Kranke oft umsonst behandelte. Sie konnte sich auch nicht entschließen, die genaue Zusammensetzung ihrer selbst erprobten Teemischung bekannt zu geben. Zu Recht befürchtete sie, ihre private Dokumentation würde in irgendeiner Schublade verschwinden und das Rezept zu Profitzwecken missbraucht werden.

Ab 1930 kam es zu einer regelrechten Basisbewegung für Renée Caisse und Essiac, die schließlich in einer von 55 000 Personen unterzeichneten Petition für die Zulassung von Essiac an die Regierung in Ontario gipfelte. Die Eingabe wurde jedoch abgeschmettert. 1939 stellte eine eigens zur Untersuchung alternativer Krebsheilmittel eingerichtete Forschungskommission offiziell fest, dass Essiac – obgleich es Tausenden von Kranken nachweislich geholfen, viele sogar vor dem Tod gerettet hatte – in Versuchen keinerlei Wirkung gegen Krebs erkennen lasse. Schwester Caisse sah schließlich ein, wie sinnlos es war, gegen die bürokratischen Windmühlen anzukämpfen, und zog sich 1941 völlig aus der Öffentlichkeit zurück. 1978 starb sie im Alter von über 90 Jahren. Erstaunlich ist, dass es ihr selbst mit vier Basiskräutern gelang, viele Tausende Krebspatienten zu heilen.

Gedenken an eine Pionierin

1995 richtete die Bracebridge Historical Society zum Gedenken an Schwester Caisse in der »Woodchester Villa« in Bracebridge den »Renée M. Caisse Memorial Room« (Renée-Caisse-Gedenkraum) ein. Ein Besuch dieses achteckigen, als Museum genutzten Gebäudes erschließt einige historische Zeugnisse ihrer praktischen Arbeit. Viele ihrer Unterlagen blieben nach ihrem Tod leider verschwunden. Im November 2000 wurde im »Totem Pole Park« in Bracebridge zum Gedenken an Renée Caisse offiziell eine Statue enthüllt, die dort besichtigt werden kann.

Die Geschichte um Essiac wurde von zahlreichen Firmen und Interessenten weiter gesponnen, Patente wurden angemeldet, und zahlreiche Vertreiber behaupteten daraufhin, im Besitz eines »echten indianischen Heiltees« zu sein. Was schon deshalb nicht stimmen kann, da niemand je daran dachte, an die Quellen zu gehen und die Indianer selbst über ihr Lebenselixier »Utinam« zu befragen. Und wozu auch? Um sie etwa am finanziellen Erfolg zu beteiligen? Dies kam in der Tat für niemanden in Frage.

Interessant, aber kaum verwunderlich ist, dass die überwältigenden Heilerfolge von Renée Caisse unter »wissenschaftlichen Bedingungen« nie mehr erreicht werden konnten. In den 80er-Jahren stellte das National Cancer Institute in Maryland nochmals fest, dass Essiac keine nennenswerte »Anti-Tumor-Aktivität« zeige. Wer allerdings weiß, unter welch abstrusen Voraussetzungen viele Studien ablaufen und wie viel Manipulation bei so genannten »wissenschaftlichen Nachweisen« oft im Spiel ist, wird sich seine eigene Meinung bilden. Auch darf man nie vergessen, dass die Atmosphäre ihrer »Klinik« und die liebevolle Ausstrahlung der Person Renée Caisse sicher einiges zu ihrem Erfolg beigetragen haben. Auch chemische Mittel wirken ja in der Hand einfühlsamer Ärzte nachweislich besser.

Der echte Indianertee

Wenn Sie in den Genuss der vollen Wirkung eines hochqualitativen und wirklich echten indianischen Teerezeptes kommen möchten, probieren Sie **Original Indian*Essence** aus neun perfekt aufeinander abgestimmten Ingredienzen und urteilen dann selbst. Jedes Heilmittel besitzt eine eigene »Aura« (Energiefeld). Diese subtile Feinstofflichkeit kann bei Produkten, die nicht auf ehrlichem Weg hergestellt und eingesetzt werden, schlecht zur Entfaltung kommen, sofern sie überhaupt vorhanden ist. Feinstofflich gesehen, ist **Original Indian*Essence** nur mit den positiven Schwingungen seiner indianischen Rezeptgeber »aufgeladen«, was am Ende genauso wichtig sein kann wie das biologische Profil der einzelnen Pflanzen. Eine Tatsache, deren Bedeutung die konventionelle Medizin natürlich immer leugnen wird, was aber keinen Anwender stören soll.

Bis die Formel von **Original Indian*Essence** der Allgemeinheit in geprüfter Form zugänglich gemacht werden konnte, war es ein mühevoller Weg. Gegangen ist ihn eine neugierige, engagierte Schweizer Journalistin: Dr. Martina Kässner-Fischer. Sie wandelte erfolgreich auf den historischen Spuren der wahren »Wissenden« und späteren Rezeptgeber von »Utinam« – der Schamanen der »First Nations People« Ojibwa und Cree.

Martina Kässner-Fischer will es wissen

Mitte 1993 hörten die späteren Gründungsmitglieder der Indian Wisdom Foundation (IWF), Dr. Martina Kässner-Fischer und ihr Mann, Prof. Dr. Roland-Romain Fischer, in der Schweiz über kanadische Freunde von einer »Wundertee-Essenz«. Es handelte sich um die geheimnisumwitterte, indianische Kräuter-Formel »Utinam«. Die Sache nahm ihre Aufmerksamkeit auch deshalb gefangen, weil Prof. Fischer nach einer lebensbedrohlichen Erkrankung verzweifelt auf der Suche nach Hilfe und Heilung war (mehr dazu im folgenden Kapitel über die IWF).

Wegen Martina Kässner-Fischers Tätigkeit als Wissenschaftsjournalistin und des damit verbundenen Berufsethos sowie der vielen widersprüchlichen Berichte über den indianischen »Wundertrank« beschloss das Ehepaar Fischer schließlich, an Ort und Stelle nach den wahren Hintergründen zu forschen. Im Sommer 1994 reiste das Ehepaar mit seiner alten »Edelente« – einem Citroën 2 CV-6-Charleston – erstmals 9 Wochen lang 6500 Kilometer quer durch Kanada und besuchte die geschichtsträchtigen Orte, welche in den Artikeln und Büchern über angebliche indianische Wunderheilmittel immer wieder erwähnt, von den vielen Reportern und Autoren aber offensichtlich nie besucht worden waren. Bereits während dieser ersten Recherchen fiel Dr. Kässner-Fischer auf, dass es eine große Anzahl zweifelhafter Tee-Produkte auf dem Markt gab, deren Hersteller behaupteten, es handle sich um »indianische Rezepte«, was offensichtlich nicht stimmen konnte (siehe dazu im Anhang: »Ein Plädoyer für die Wahrheit«).

Im Zick-Zack durch Kanada

Mit Hilfe diverser Referenzschreiben und des »Department of Northern and Indian Affairs« gelang es den Fischers, die Lebensgeschichte von Schwester Renée Caisse bis zu den Anfängen zurückzuverfolgen. Dank der Kontaktaufnahme mit den »Indian Chiefs« (Häuptlingen) wurde es ihnen schließlich auch gestattet, die wirklichen »Wissenden«, d. h. die »Elders« (weisen Alten) und Schamanen, der von ihnen besuchten Indianerstämme kennenzulernen und sie mit gebührendem Respekt zu befragen.

Sie investierten vor Ort jeweils viel Zeit und Geduld in die unverzichtbare Vertrauensarbeit, bis sich einige Vertreter der »First Nations People« ihnen gegenüber öffneten und in zahlreichen Bildern, Geschichten und Symbolen darüber erzählten, warum die seit Jahrtausenden benutzten Kräuter, Pflanzen, Wurzeln und Rinden den Kranken überhaupt helfen können und weshalb die echte indianische Tee-Mischung neun Ingredienzen haben muss – nicht vier, sechs oder acht wie viele Nachahmerprodukte. So hatte Dr. Martina Kässner-Fischer das seltene Glück, in die indianische Heilpflanzenwelt, in die Mythologie der Schamanen und ihre Behandlungsmethoden sowie in einige Geheimnisse der wundersamen Heilwirkung von indianischen »Zaubertränken« und Teemischungen eingeführt zu werden.

Auf der Spur uralter Traditionen

Die Indianer des ganzen amerikanischen Kontinents verfügten – aus westlicher Sicht – über eine ausgesprochen gesunde Misch- und Vollwerternährung. Sie lebten nicht nur vom Fleisch ihrer Jagdtiere. Mit geradezu genialen Methoden betrieben die Indianer des Nordens im Winter auf den zugefrorenen Seen ihr »Eisfischen«. Im Sommer aßen sie viel Grünzeug, meist die Reste der Kräuter, Wurzeln und Baumrinden, die nach der Zubereitung der Heilmittel und geheimnisvollen »Zaubertränke« durch ihre Medizinkundigen übrig blieben.

Zu jener Zeit gab es noch keine »Zivilisation«, weder Ortschaften mit Ärzten noch irgendwelche Krankenhäuser oder sonstige »moderne« Einrichtungen der Gesundheitsversorgung. Trotzdem wussten die indianischen »Medizinfrauen und -männer«, wie Krankheiten und Verletzungen inmitten der Wildnis zu behandeln waren. Während der langen Winterabende wurde das Wissen und die Erfahrungen der Heilerinnen und Heiler rund um das offene Feuer im Indianerzelt (= Tipi, engl. teepee) ausgetauscht. Selbst schlimmste Kriegsverletzungen brachten die Indianer problemlos zur Ausheilung, wie Armeeberichterstatter oft verwundert feststellten. Sogar ausgefeilte chirurgische Eingriffe gehörten zu ihrem Heilwissen.

Im Überleben sahen sich die indigenen Völker erst durch die von den weißen Eroberern eingeschleppten unbekannten Seuchen

Medizinfrau White Swallow

wie Masern, Grippe, Cholera, Tuberkulose, Syphilis oder Pocken ernsthaft bedroht. Ihnen fielen ganze Stämme zum Opfer, weil sie dagegen keine natürlichen Abwehrkräfte besaßen. Doch selbst dieses Schicksal sahen sie als Herausforderung an, sich den neuen Gegebenheiten zu stellen, wozu auch das (erfolgreiche) Finden entsprechender Medizin gegen diese unbekannten Krankheiten gehörte.

Damals wie heute denken die Indianer stets über die zentrale Frage des Überlebens nach. Sie kreieren echte Gesundheitsmittel, die Körper, Geist und Seele unterstützen und diese in ein neues Gleichgewicht bringen. Das Wissen um die so entstandenen pflanzlichen Heiltränke und Geheimrezepte wurde nach strikten hierarchischen Regeln von den Alten auf ihre jüngeren Nachfolger übertragen. Eine Weitergabe dieses Wissens an Stammesfremde kommt bis heute nur in Frage, wenn sich der Interessent nach eingehender Prüfung als würdig erweist. Von Weißen nahm (und nimmt) man dies äußerst selten an, doch die Fischers gewannen mit Geduld und Ehrlichkeit schließlich das Vertrauen ihrer Gastgeber.

Medizinfrau White Swallow

Mit einem durchschnittlichen Reisetempo von 70 km pro Stunde kämpfte die kleine »Edelente« gegen Windböen und andere Naturgewalten an. Zum Ausgleich dafür wurde Dr. Martina Kässner-Fischer auf allen Stationen ihrer »Pilgerfahrt« herzlich empfangen, in Fort Frances, Ontario, sogar durch den Bürgermeister und die »Chiefs« der dort ansässigen Ojibwa-Indianer. Jedermann wunderte sich zudem über ihre exotische »Ente« mit authentischer Paris-Dakar-Ralley-Ausrüstung. So ein Fahrzeug hatte man in der Tat noch nicht gesehen.

Zwei Wochen lang waren die Fischers schließlich auch zu Gast bei indianischen Schamanen, auf deren Spur sie erst durch einen interessanten Zufall gelangt waren (siehe dazu das Kapitel »Erfahrungsberichte«). Diese Heilerfamilie kannte tatsächlich die echte »Geheimformel« für Utinam und fand sich schließlich bereit, Prof. Fischer mit diesem Kräutertrank eine Chance auf endgültige Heilung von seiner schweren Erkrankung zu geben, worauf er schon während dieser 14 Tage eine verblüffende Besserung seiner Beschwerden feststellen konnte.

In Wanuskewin bei Saskatoon ermöglichte der Häuptling der Cree-Indianer den Fischers nicht nur Gespräche mit den »Elders«, sondern auch eine vertiefte Einführung in die Heilkräuter- und Pflanzenwelt durch die erfahrene Schamanin White Swallow (Weiße Schwalbe), die den heiligen Trank »Utinam« für Prof. Fischer erstmals zubereitete. Diese Medizinfrau ist zwar Heilerin, studierte jedoch auch westliche Schulmedizin. Ihre Urgroßmutter (eine Cree) und ihre Großmutter (eine Ojibwa) unterrichteten sie bereits als Kind in Naturheilkunde. White Swallow gehört dem inneren Kreis der »Midewiwin«, der Vereinigung der Natur- und Geistheiler der Ojibwa- und Cree-Indianer, an.

Die Kraft uneingeschränkter Liebe
In der für Indianer typischen bescheidenen Art und Weise erklärte White Swallow in einem ihrer vielen Gespräche mit Dr. Martina Kässner-Fischer: »Für mich ist ein Mensch kein Patient (von lat. Duldender, Kranker), sondern ein hilfesuchendes spirituelles Wesen. Meine Behandlung beginnt vor Sonnenaufgang mit dem Abfragen des Medizinrades. Ich frage: Was stört bei diesem ›Geistwesen‹ die Harmonie zwischen den irdischen und kosmischen Elementen? Dann rufe ich die ›hohen Meister der lichten Welt‹ zu Hilfe und bitte sie in der Stille um die Eingebung der richtigen Rezeptur: Was benötigt dieses Geistwesen von den Elementen der ›Mutter Erde‹ und vom ›Vater Universum‹, den kosmischen Energien? Nach Sonnenaufgang verabschiede ich meinen Gast und vereinbare den nächsten Behandlungstermin. Danach wecke ich meine Kin-

Medizinfrau White Swallow

der, und nach dem Frühstück gehen wir in die Natur und finden (nicht suchen!) die edlen Kräuter, Rinden und Wurzeln, die ich aber erst nach Sonnenuntergang zu einer gehaltvollen Essenz verarbeite. Dabei darf nichts verloren gehen ...«

Nun werden Sie an dieser Stelle vielleicht denken: Die könnte mir ja alles erzählen ... – aber so ist es nicht. Die Grundlagen schamanischen Heilens sind, wie wir schon gehört haben, wesentlich anders als jene unserer modernen »aufgeklärten« Medizin. Es wird nicht zuerst nach Krankheiten gefragt, sondern nach dem Maß an Ungleichgewicht, das uns vom Idealzustand körperlicher und seelisch-geistiger Gesundheit trennt. Dies zu erkennen und das Ruder für den Hilfesuchenden gleichsam herumzuwerfen, ist eine spezielle Gabe medizinkundiger Schamanen, die nicht umsonst auch »jene, die wissen, wie es geht« genannt werden. Ein indianischer Heiler sucht nach fehlenden Puzzle-Teilen, um sie in das schadhafte Ganze einzusetzen. Dabei werden alle Ebenen des menschlichen Seins angesprochen.

Ein Kräutlein für jedes Leiden

Im ständigen Überlebenskampf hatten die Indianer wenig Zeit, die Probleme Kranker eingehend »psychoanalytisch« zu erforschen. Für den Schamanen handelt es sich zudem bei allen Leiden, gleich welcher Art, einfach um »negative Besetzungen«. Und meist ist ein spezieller Kräutertrank hilfreich, um solche »falschen« Schwingungsmuster wieder zu harmonisieren. Auf die Frage, warum sie so großen Erfolg habe, antwortete White Swallow deshalb auch schlicht folgendes: »Sehen Sie, nichts kann der Kraft uneingeschränkter Liebe widerstehen. Auch keine Krankheit, die der Mensch wirklich nicht haben möchte. Manitu lässt in seiner großen Liebe für jedes Leiden ein Kräutlein wachsen ... «

Die berühmte Frage nach ihren »Honoraren« erübrigt sich bei dieser erfahrenen Kräuter-Schamanin ebenfalls. Der Häuptling ihrer »Familie«, der ehrwürdige John Smith Big Bear (Großer Bär),

Original Indian*Essence

erklärte stolz: »White Swallow nimmt kein Geld, sie bekommt es als Geschenk reichlich. Aber erst nach wiederhergestellter Gesundheit!« (Ein Prinzip, das bei unseren Ärzten sicher wenig Anklang fände.) Großer Bär überlebte einen schlimmen Schlaganfall. Er sitzt zwar im Rollstuhl, kann sich aber wieder an alte Zeiten erinnern und davon erzählen. Für die Indianer sind alte Menschen keine nutzlosen Anhängsel, sondern überaus wertvolle Mitglieder der Gesellschaft. Ihre Hauptaufgabe war es immer, die Jüngeren zu lehren und den Kindern des Stammes in Geschichten und Gleichnissen moralische Werte nahe zu bringen.

Die Suche geht weiter
Ihre Reisen zu den indianischen »Elders« und Schamanen sowie die Begegnung mit White Swallow waren für das Ehepaar Fischer prägend. Bei ihrer Abreise nach Vancouver überreichte man Prof. Fischer noch genügend Vorrat für eine längere Trinkkur. In Europa angekommen, forschte Dr. Martina Kässner-Fischer nochmals nach, ob diese wunderbare Tee-Essenz nicht doch irgendwo bekannt sei, da sie meinte, man solle ihn auch anderen leidenden Menschen zugänglich machen. Und in der Tat fand sie ein deutsches Unternehmen, das von sich behauptete, längst im Besitz der Originalformel für »Utinam« zu sein. Das stellte sich jedoch als absolut unwahr heraus, woraufhin die Fischers, die hier leider gewaltig »übers Ohr gehauen wurden«, sich entschlossen, neuerlich an die Quelle des Wissens zu gehen. Diese Mühe wurde belohnt, denn auch die »First Nations People« wollten nun den Streitigkeiten um angebliche »Indianertees«, die einen Missbrauch ihrer Traditionen bedeuten, ein Ende setzen. Die Fischers schienen ihnen mittlerweile tatsächlich vertrauenswürdig, daher stimmten sie am Ende zu, ihnen die exakte Formel für »Utinam« offiziell und mit Billigung ihrer Schamanenvereinigung »Midewiwin« zur weltweiten Nutzung anzuvertrauen (siehe dazu im Anhang: »Ein Plädoyer für die Wahrheit«).

Medizinfrau White Swallow

Abermals zurück in der Schweiz, ließen die Fischers Proben der mitgebrachten Kräuter, Wurzeln, Rinden und Algen labortechnisch untersuchen und nach der ihnen übergebenen Formel für »Utinam« von einem anerkannten, zertifizierten Schweizer Unternehmen als trockene Tee-Essenz zusammenstellen. Freunde, Kollegen und Praktiker fanden sich bereit, den Tee zu testen, und zeigten sich begeistert über seine Wirkungen. Eine solche Resonanz, die sich auch in den Medien fortsetzte, hatte niemand erwartet. In den vergangenen acht Jahren wurde **Original Indian*Essence** unter naturheilkundlich gebildeten Laien, Therapeuten und sogar aufgeschlossenen Ganzheitsmedizinern langsam zum Begriff.

Dr. Martina Kässner-Fischer und Prof. Dr. Roland-Romain Fischer leben nun beide seit 1997 an der pazifischen Westküste Kanadas: in Vancouver, British Columbia. Sie haben sich mit ganzer Seele der Zusammenarbeit mit den dort ansässigen Indianern verschrieben. Jedes Jahr sind sie aufs Neue unterwegs zu ihren indianischen Freunden, um von ihnen zu lernen und sich, soweit es ihnen gestattet wird, über die großartigen Heilkräfte der Natur unterrichten zu lassen. Die Übergabe des Rezeptes von **Original Indian*Essence** betrachten sie als großen Vertrauensbeweis, der mit einer ethischen Verantwortung verbunden ist, der sie beispielhaft nachkommen. Zu diesem Zweck gründeten sie die Stiftung IWF.

Die Indian Wisdom Foundation

Entstehung und Ziele

Die nunmehr im kanadischen Vancouver (British Columbia) ansässige **Indian Wisdom Foundation (IWF)** hat sich zum Ziel gesetzt, altes indianisches Heilwissen und hochwertige Produkte, welche aus der respektvollen Zusammenarbeit mit den Stammesältesten und Schamanen der »First Nations People« entstehen, bedürftigen Menschen auf der ganzen Welt zugänglich zu machen. Die IWF-Canada ist eine konfessionell und politisch unabhängige, karitative Stiftung, die sich strikt an die internationalen Konventionen der Menschenrechte hält und eine in hohem Maß ethische Ausrichtung hat.

Wenn das Schicksal mitspielt ...
Die intensive Begegnung mit indianischer Medizin sowie das Zustandekommen der IWF-Canada waren indes mehr als nur Zufall. Der Stiftungspräsident Prof. Dr. Roland-Romain Fischer spricht heute von glücklicher Fügung, denn als er und seine Frau zum ersten Mal von »Utinam« hörten, hatte ihr Leben bereits einen tiefen, schmerzlichen Einschnitt erfahren.

Im Jänner 1993 bereiste das Ehepaar Fischer Ostafrika und übernachtete in einem 5-Sterne-Hotel in Nairobi. Dort aßen Prof. Fischer und seine Frau Martina gemeinsam zu Abend (glücklicherweise nicht dasselbe Menü), worauf die Katastrophe eintrat: Prof. Fischer klagte einige Stunden später über Magen-Darm-Krämpfe, rasende Kopfschmerzen und extreme Übelkeit. Blutiges Erbrechen,

Schüttelfrost und Herzrasen folgten. Als man ihn auf sein Zimmer bringen wollte, verlor er das Bewusstsein. Offensichtlich handelte es sich um eine hochgefährliche Lebensmittelinfektion.

Im Nairobi General Hospital wurde ein schrecklicher Verdacht zur Gewissheit: Prof. Fischer hatte sich die Amöbenruhr zugezogen. Dieses durch Trinkwasser und Nahrung übertragene Virus kostet jährlich Millionen von Menschen in Afrika das Leben. 10 Tage lang schwebte Prof. Fischer in Lebensgefahr, und erst aus der Schweiz eingeflogene Medikamente stabilisierten seinen Zustand und ermöglichten den Rücktransport in die Heimat. Was ihm erst in den folgenden Monaten klar werden sollte: Die Infektion mit Amöbenruhr bedeutet ein schweres Handicap, denn der einzellige Erreger bleibt lebenslang im Körper, es gibt kein echtes Heilmittel. Normale Ernährung und Lebensführung sind praktisch nicht mehr möglich, sonst drohen Leber- und Nierenschäden. Die Mediziner konnten somit nur zu Schonung und strenger, absolut fettfreier Diät raten, was für einen »Globetrotter« und Liebhaber guter Küche, wie Prof. Fischer es ist, eine weitere Katastrophe darstellte. Damit wollte er sich keinesfalls abfinden.

Prof. Fischer, dem das spirituelle Moment in seinem Leben nie fremd war, zog nun seine eigene Bilanz, und die fiel drastisch aus: »Entweder ich nehme ein Gewehr und mache Schluss, oder ich bitte mein höheres Selbst, mir eine Lösung zu zeigen ...« Gottlob entschied er sich für letzteres. Nun schien es plötzlich kein Zufall mehr zu sein, dass die Fischers sich seit langem für das Heilwissen fremder Kulturen interessiert hatten. Als sie gerade dabei waren, Bibliotheken und Archive auf der Suche nach alten indianischen Heilmitteln zu durchstöbern, trafen sie im Rahmen eines Kongresses »zufällig« einen alten Bekannten: den Arzt und indianischen Heiler Dr. Frédéric Soal-de-Santé (siehe unten). Er riet ihnen, sich in Kanada auf die Suche nach »Utinam«, einem alten indianischen Medizintrank, zu begeben – was die Fischers, wie Sie weiter oben lesen konnten, dann auch wirklich taten. Das Ergebnis war mehr als schicksalhaft: Ihre Kanada-Reise führte nicht nur zur »Entdeckung« von **Original Indian*Essence** und zur Gründung der IWF, sie brachte Prof. Fischer auch seine Gesundheit zurück. Dank **Original Indian*Essence** verträgt er heute normale Kost problemlos und kann sogar wieder sein geliebtes Schweizer Käsefondue und Raclette genießen.

Demut und Bescheidenheit
Dr. Martina Kässner-Fischer wird nicht müde zu betonen, dass in allen ihren Begegnungen mit den »First Nations People« immer wieder deren Bescheidenheit und Ehrfurcht vor dem »Creator« ersichtlich wird. Nie bekäme man von seriösen indianischen Schamanen zu hören: »Ich kann dich heilen« oder »Ich kann dir das Leben retten.« Allenfalls erklären sie, »Mittel und Wege« zu kennen, das Leben eines Menschen zu erhalten oder zu verlängern, wenn dieser nach dem großen Schöpfungsplan noch eine wichtige Aufgabe zu erfüllen hat. Ist seine Zeit noch nicht gekommen und ist der Kranke bereit, auch selbst Verantwortung für seine Heilung zu übernehmen, dann hat er alle Chancen, gesund zu werden.

In genau dieser seriösen Art und Weise versucht die Stiftung IWF, den Menschen indianische Gesundheitsmittel nahe zu bringen: als sinnvolle Hilfe zur Selbsthilfe – nicht als »akademisch geprüfte«, teuer beworbene Designerpräparate oder »göttliche Allheilmittel«. Es geht den Fischers nicht nur um »gute Ware«, sondern auch um das »wahre Gute«. Die mit dem Vertrieb von **Original Indian*Essence** verbundene Kernbotschaft lautet, die Schätze unseres blauen Planeten zu bewahren und sie mit gebührender Achtung und Verantwortung zu nutzen.

Die IWF distanziert sich schon aus obigen Gründen von überzogenen Heilungsversprechen jeglicher Art. **Original Indian*Essence** wird nicht als »Wundermittel« gegen alle Krankheiten angepriesen, sondern als natürliches, gesundheitsförderndes Lebensmittel, das in Absprache mit Ärzten, Heilpraktikern und geschultem

Fachpersonal eigenverantwortlich genutzt werden soll. Die in diesem Buch enthaltenen Erfolgsmeldungen sind Berichte zufriedener Anwender, welche ausschließlich der Information dienen.

Kein Strukturvertrieb

Original Indian*Essence wird den Konsumenten von der IWF-Canada durch ein überschaubares Netz von Wiederverkäufern zugänglich gemacht: Apotheken, IWF-Beratern, Ärzten, Heilpraktikern, Physiotherapeuten, Drogisten und Reformhausbesitzern. Dabei arbeitet die IWF weder nach dem »Multi-Level-Marketing« noch irgendeinem anderen Pyramiden- oder Schneeballsystem, bei dem Berater und Verkäufer angehalten werden, hohe Vorfinanzierungen zu leisten und andere Personen anzuwerben, um dafür Provisionen zu kassieren! Es gibt keine Hierarchien, und die IWF vergibt auch keine »Alleinvertretung« für ihr Produkt. Für alle (Wieder)verkäufer – genannt IWF-Partner – besteht ein faires Rabatt-System, das für jeden Beteiligten gleich ist. Wer den Tee weiterverkauft bzw. damit arbeitet, wird von der IWF durch regelmäßige Aussendungen (»Newsletter«) über den aktuellen Wissensstand und die Beziehungen zu den Indianern informiert. Von allen Mitarbeitern erwartet die IWF das unbedingte Einhalten ihrer ethischen Vorgaben und Ziele. Egoismus und das schnelle Geld gehören sicher nicht dazu. Eine angemessene, finanzielle Erfolgsbeteiligung, welche den Indianern vertraglich zugesichert wurde, fließt laut IWF-Statuten regelmäßig auf ein separates Sperrkonto.

Das Prinzip des »Win-Win«

Die IWF ist eine ausgesprochene Non-Profit-Organisation. Es soll bei ihren Aktivitäten keine Verlierer, sondern nur Gewinner geben. »Win-Win« bedeutet: »Ich gewinne, wenn du gewinnst« – geht es mir gut, soll es dir ebenfalls gut gehen. Man kann es auch um-

Das Prinzip des »Win-Win«

schreiben als »Dienen und verdienen« – ich gebe dir etwas Wertvolles und bekomme dafür etwas ähnlich Wertvolles zurück. »Dienen« kommt dabei vor dem »Verdienen«.

Das alte Wissen um die Heilwirkungen von Pflanzen, zusammen mit dem Schatz indianischer Weisheit und Mythologie, ist ein Gut, dessen Wert man nicht in Geld messen kann. Wenn die Indianer jedoch bereit sind, dieses Wissen mit uns zu teilen, soll ein entsprechender materieller und energetischer Ausgleich geschaffen werden. Die IWF-Canada sorgt deshalb dafür, dass aus dem Verkauf von **Original Indian*Essence** regelmäßig ein Gewinnanteil in die Unterstützung des indianischen Bildungswesens sowie in sinnvolle Projekte zur Pflege und Erhaltung indianischer Kultur fließt. Die erste Spende wurde bereits 1996 überbracht. So schließt sich auch hier der indianische Medizinkreis, indem die Früchte eines Geschenkes an seine Wurzeln zurückkehren.

Die »First Nations Healing Initiative«

Bereits ein Jahr nach der Gründung der IWF-Canada weilte der Stiftungspräsident, Prof. Dr. Roland-Romain Fischer, mehrere Wochen lang in der kanadischen Provinz Saskatchewan, um den schamanischen Heilern die erste Gewinnbeteiligung als Startkapital für ihr Projekt »First Nations Healing Center« feierlich zu übergeben. Die Indianerschamanin White Swallow meinte dazu: »Die Tatsache, dass die IWF – als eine Organisation von Weißen – ihre Versprechen voll einlöst und ehrlich mit uns zusammenarbeitet, macht **Original Indian*Essence** noch sehr viel wertvoller.« An diesem Abend fand zufällig eine totale Mondfinsternis statt, und der Himmel über der Prärie war von wundervollen, farbigen Nordlichtern überzogen. Die Indianer deuten solche Ereignisse als zustimmende, glückbringende »Nachrichten von oben«.

Rund zwanzig Autominuten von Saskatoon entfernt, am Ufer des South Saskatchewan River, im Reservat der »Whitecap Dakota Sioux First Nation«, ist dank der Unterstützung durch die IWF das neue »First Nations Healing Center« im Entstehen. Es finden dort bereits regelmäßig Heilzeremonien statt. Dieses Zentrum soll später für jedermann, gleich welcher Herkunft und Hautfarbe, zugänglich sein. Neben dem Tipi-Dorf für den Sommer soll ein winterfestes Blockhaus gebaut werden, dazu eine Anzahl Schwitzhütten und Stallungen für die Pferde. Auch ein Kinderspielplatz, ein Heilpflanzen-Lehrpfad und vieles mehr ist geplant. Für die indianische Jugend wird dieses Zentrum Möglichkeiten bieten, sich wieder auf alte Traditionen einzulassen, von ihren »Elders« überliefertes Wissen zu erwerben und weiter zu tragen. Bis zur Fertigstellung des Vorhabens wird es noch vieler IWF-Gelder bedürfen. Es geht zwar nur langsam, dafür aber sicher voran.

Indianisches Kulturgut im Ausverkauf?
Kann es sein, dass die Indianer, welche zum Großteil noch heute ihr Wissen streng geheim halten, es gerade in diesem Fall an zwei Weiße weitergaben? Ist dies etwa der Anfang eines gesteuerten Ausverkaufs von indianischem Kulturgut? »Nein«, sagt Prof. Fischer sehr deutlich und ergänzt, dass der durch die IWF-Canada sichergestellte Austausch von Know-how und materiellen Gewinnen von den Indianern inzwischen sehr positiv gesehen wird. Die Preisgabe eines Heilrezeptes bedeutet in diesem Fall nicht, dass die Indianer ihre Religion und ihre Traditionen »verkaufen«. Es ist ein Geschenk des guten Willens. Im Falle von **Original Indian*Essence** war es den Rezeptgebern wichtig, dem Meinungsstreit um die vielen angeblichen »Indianertees« ein Ende zu setzen.

Freilich gibt es viele Stämme, die jeden näheren Kontakt mit Weißen aus einsichtigen Gründen ablehnen, doch immer öfter sind von indianischen Führern Worte wie diese zu hören: »Der Zeitpunkt für die Versöhnung mit den Weißen, die Läuterung und Rettung der Erde sowie die Erneuerung des Universums ist gekommen.« Ob diese Einsicht eine Folge der seit jeher besseren Beziehungen der kanadischen Indianer zu den weißen Einwanderern ist?

Gut möglich. Vielleicht finden sie eher den Mut und das Vertrauen, sich auf solche »guten Geschäfte« einzulassen. In den USA hinken die Dinge ja stark hinterher. Nur wenige Weiße können sich außerdem entschließen, ohne Vorurteile und mit solcher Ehrlichkeit auf Indianer zuzugehen, wie die Fischers es tun.

Mary Crow Dog, Angehörige der Lakota-Sioux und scharfe Kritikerin des Ausverkaufs indianischer Medizin, spricht von vielen nichtindianischen »Hochstaplern« und »Plastik-Medizinmännern«, die irgendwelche Mittel, denen sie fantasievolle indianische Namen geben, zu Geld machen.[28] Manche von ihnen treffen sich einmal mit Indianern und glauben dann, alles über sie zu wissen. Doch die meisten haben nie eine Reservation von innen gesehen, geschweige denn einer »First Nations Person« – vor allem den »Elders« und Schamanen – wirklich zugehört. Ganze Teile der esoterischen New-Age-Bewegung leben davon, dass Indianer »in« sind. Hier ist Mary Crow Dogs Kritik sicher berechtigt. Die Fischers wollten aber nie diesen egozentrischen Weg gehen, sondern bemühen sich ernstlich, dem Vertrauen, das ihre indianischen Gesprächspartner in sie setzen, gerecht zu werden. Da sie als Gründungsmitglieder die IWF-Canada betreuen und in ständigem Kontakt mit den »First Nations People« stehen, können sie wirklich authentisch über das alte indianische Heilwissen berichten.

Garantie für Qualität

Unter dem eingetragenen Handelsnamen **Original Indian*Essence** lässt die IWF ihr echtes indianisches Tee-Rezept offiziell vertreiben. Der IWF-Präsident Dr. Roland-Romain Fischer, im Hauptberuf Associate Professor of Q. M. S. – Quality Management Systems (Qualitätssicherungs-Systeme), legt großen Wert auf die Herstellung eines echten Qualitätsproduktes. Die Wareneingangskontrolle der Rohstoffe, die ohne Zwischenhandel nach Europa gelangen, übernimmt dabei ein seriöses ISO-9001-GMP-BIO-zertifiziertes Schweizer Unternehmen, das mit modernster Labortechnik die verwendeten Kräuter und Pflanzenbestandteile laufend auf Frische, schädliche Rückstände, Fremdkörper, Schimmelbildung etc. überprüft. Dort geschieht auch die Mischung und Abfüllung exakt nach den Originalvorgaben der indianischen Schamanen. Das Abpacken der drei Beutel zu je 25 g für eine Schachtel mit viersprachiger Zubereitungsanleitung erfolgt in einer Behinderten-Werkstatt.

Original Indian*Essence besitzt nunmehr die offizielle, EU-weite Zulassung als Lebensmittel (Zulassung: NL 1996-0304-567-0053-0, Warengattung: EU-Code 21069092-909; Dokument EG 130-5Z*2PL [Kräuterteemischung] unter der neuesten Zollnomenklatur 2106 9092 80 9, VZTA-Nr.: DE M/1438/03-1). Für Nordamerika erteilte »Health Canada« (die kanadische Gesundheitsbehörde in Ottawa) die entsprechende Zulassung. Der IWF liegen außerdem Expertengutachten vor, welche die positiven Wirkungen sowie die Unbedenklichkeit der Tee-Mischung belegen. Die Ingredienzen für **Original Indian*Essence** werden sorgfältig ausgewählt, wobei Frische, Standort und Erntezeit (Mondphasen) der Zutaten von entscheidender Bedeutung sind.

Es gibt nur ein Original
Original Indian*Essence ist allen Nachforschungen zufolge die einzige von »echten« kanadischen Schamanen anerkannte und nach ihren Originalangaben hergestellte 9-Kräuter-Tee-Formel. Das alte Geheimrezept wurde dem Ehepaar Fischer und der IWF nach langer Vertrauensarbeit von den »Elders« und Mitgliedern des inneren Kreises der Midewiwin der Ojibwa- und Cree-Schamanen zur weltweiten Nutzung anvertraut. Als einzige Auflage verlangten die Rezeptgeber, dass die IWF das Produkt nicht »Utinam« nennt, weil dieser Begriff nur von den indianischen Schamanen verwendet werden darf. Die rezeptgebende Familie war jedoch mit dem Produktnamen **Original Indian*Essence** einverstanden. Die-

ser Name wurde deshalb auch markenrechtlich geschützt, denn das korrekte Mischungsverhältnis der Zutaten ist nur in dieser Formel gewährleistet. Die »Mides« gestatteten der IWF außerdem die Abbildung des Adlers auf der Tee-Verpackung. Sie sehen in ihm den spirituellen Botschafter zwischen dem »großen Geist« (Manitu) und den Menschen. Mit dieser Erlaubnis gaben sie dem Vorhaben gleichsam ihren Segen. Auch die beiden Adlerfedern der Schamanen, die sie nur bei Heilbehandlungen und feierlichen Zeremonien (z. B. dem »Pow-wow«) zur spirituellen Läuterung der Umgebung verwenden, gehören zu dieser Symbolik und dürfen nun ebenfalls die IWF-Original-Verpackung zieren.

Man kann darüber denken, wie man will – wer sich mit spiritueller Medizin befasst, weiß, dass es nie gleichgültig ist, unter welchen Umständen ein Produkt entsteht und angewendet wird. In »blinden« Pendelversuchen bestätigten versierte Praktiker, dass von **Original Indian*Essence** starke, positive Schwingungen ausgehen, die man bei anderen »Indianertees« nicht finden konnte. Schon die Qualität und die gleichbleibende Mischung der Kräuter bürgen für gute Wirkung, doch zusammen mit diesen spirituellen Heilenergien wird **Original Indian*Essence** zu einem echten Unikat. Das unterscheidet den Tee von Plagiaten, deren Hersteller oft weniger die Zufriedenheit ihrer Kunden, sondern zuerst den eigenen Profit im Auge haben. Andere Produkte sollen nicht herabgewürdigt werden, doch muss jedem Anwender klar sein, dass solche »Hausmischungen« kaum die für **Original Indian*Essence** belegten ganzheitlichen Wirkungen entfalten können, durch mangelnde Qualitätskontrolle vielleicht sogar schädlich sind.

Fred Soal-de-Santé und Heinz-Beat Lehmann

Prof. Dr. phil. et med. Frédéric (Fred) Soal-de-Santé (= »Seele der Gesundheit«) ist seit vielen Jahren ein Freund und Mitstreiter der

IWF. Sein indianischer Name lautet: »Mann, der mit den Bäumen und Pflanzen spricht«. Geboren wurde er 1931 im Zeichen des Otters, was bereits einen Bezug zum Thema Heilen andeutet. Seine Großmutter und Mutter waren indianische Schamaninnen.

Fred Soal-de-Santé wuchs in der kanadischen Provinz Quebec bei den »First Nations People« der Eastern Cree auf. Seine Familie mütterlicherseits waren Blackfoot-, Ojibwa- und Cree-Indianer, sein Vater ein eingewanderter Franzose. So lernte er beide Welten und Denkweisen kennen. Er studierte in Montreal, vergaß jedoch nie seine indianischen Wurzeln. Von den noch existierenden 23 Indianersprachen beherrscht er elf, daneben als gebürtiger »Metis« auch Englisch und »Quebecois« (franko-kanadisch). Er prägte den Ausspruch: »Der Mensch braucht die Natur – die Natur braucht den Menschen nicht.«

Fred Soal-de-Santé ist überzeugt, dass Natur- und Umweltschutz primäre Menschenrechte sind, die von jedermann eingefordert werden sollen. In diesem Sinne setzt sich der vielgefragte Mediziner, Ethnologe, Dokumentarfilmer und Gastreferent für Umweltschutz, Naturheilkunde und verwandte Themen ein. Mit Wissen und Ausdauer gelingt es ihm allerorts, die Menschen für diese wichtigen Anliegen zu sensibilisieren. Er schrieb auch die ersten kompetenten Berichte über **Original Indian*Essence**.

Der wahre Geist des Heilens

In Bezug auf die Heilerfolge von Indianerschamanen stellt Prof. Soal-de-Santé fest, dass die Indianer selbst die Genesung von schwersten Leiden wie z. B. Krebs nie als »Wunderheilung« sehen, sondern vielmehr als Wiederherstellung von Liebe, Freundschaft und Harmonie mit dem göttlichen Geist. Welch enorme Heilkraft etwa im Verzeihen liegt (sich selbst und anderen), hat sich bis in unsere Breiten herumgesprochen. Ein Getränk wie **Original Indian*Essence** bezeichnen die Indianer ebenfalls nicht als lebensrettendes Heilmittel, sondern schlicht als »lebensverlängernden heiligen = heilenden Trank«. Im Vergleich zu unserer »intellektuellen« Sicht zeigt sich klar, welch gestörtes Verhältnis der westliche Mensch immer noch zu seinem natürlichen (Ab-)Leben hat. Wir möchten alles kontrollieren und steuern. Jedes Gefühl von Machtlosigkeit versetzt Ärzte und ihre Patienten in höchste Panik. Die »moderne« Medizin hat uns völlig abgewöhnt, Grenzen zu akzeptieren und uns auch einmal vertrauensvoll der höheren Weisheit zu überlassen. Während einer speziellen Heilzeremonie in der »Sweat Lodge« ist neben den schamanischen Riten und der Anwendung von Kräutermitteln vor allem das Loslassen negativer Gedanken, das Vergeben und In-sich-Gehen von großer Bedeutung. Nach einer solchen mentalen und spirituellen Reinigung ist es erst wirklich möglich, die Vision von Gesundheit und Heilung in sich aufzunehmen. Dann können auch im Körper positive Prozesse einsetzen, die uns am Ende wie ein »Wunder« erscheinen.

Heinz-Beat Lehmann

Dr. med. et Dr. chem. Heinz-Beat Lehmann, »Klein Adler-Auge«, wie er im IWF-Verband genannt wird, führt als Arzt und Biochemiker laufend Studien mit indianischen Heilmitteln durch. Besonders genau untersucht er die Fälle so genannter »Spontanheilungen« und deren Bezug zu biochemischen und psychosomatischen Einflüssen. Schon als Jugendlicher interessierte sich Dr. Lehmann für die Heilkunst verschiedener Völker, und er bereiste fast alle Kontinente. Überall bemühte er sich, Einblick in das Heilwissen und die Religiosität der Menschen zu gewinnen. Er studierte die Pflanzenwelt und den respektvollen Umgang der Ureinwohner mit der »Mutter Erde«. Schließlich zog es den in Afrika geborenen Sohn eines Botschafters aber zu den Indianern. Als Wissenschaftler und Assistent von Prof. Soal-de-Santé lebte er einige Zeit bei indianischen Heilern in Kanada. Dr. Lehmann ist zur Zeit wissenschaftlicher Berater der IWF und bereitet sich darauf vor, die Nachfolge von Prof. Soal-de-Santé anzutreten.

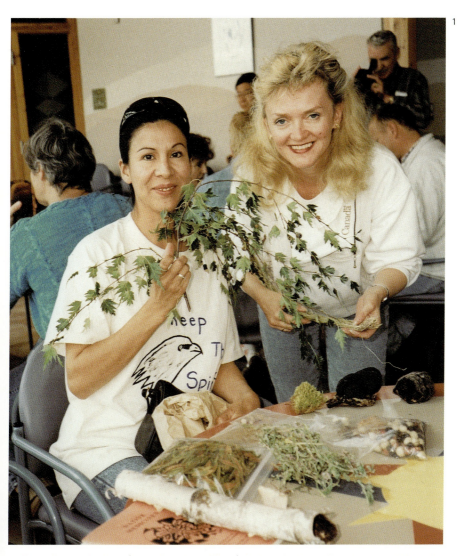

1 »Keep the spirit alive« (»Lass den Geist leben«) steht auf dem selbst kreierten T-Shirt der Schamanin Yvonne »White Swallow« . Für den reinigenden Heiltee Original Indian*Essence muss nicht nur die Mischung nach der »Geheimformel« stimmen, sondern vor allem Qualität und Reinheit der neun Ingredienzen aus verschiedenen Pflanzen, Kräutern und Rinden, erklärt die Heilerin (links) Dr. Martina Kässner-Fischer (rechts).

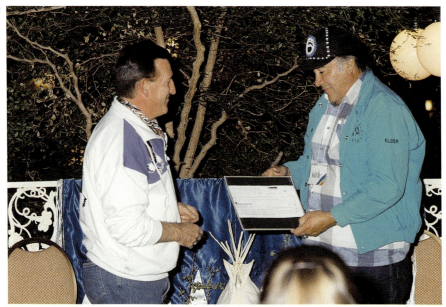

2 Walter Linklater (rechts), Vorsitzender und Leiter des »Healing Center«-Projektes, nimmt den ersten Bankscheck der IWF in Empfang. Sichtlich gerührt dankt er Dr. Roland-Romain Fischer und erklärt: »Der große Geist wird unser Vorhaben segnen und auf Adlers Schwingen begleiten.« An diesem denkwürdigen Abend erschienen über dem Himmel von Saskatoon zahlreiche Nordlichter, die in den Mythen der Indianer sehr bedeutungsvoll sind.

3 Die kräuterkundige Indianerin Gisele Martin (rechts) von den Nu Cha Nulth First Nation People auf Vancouver Island erklärt Dr. Martina Kässner-Fischer die traditionellen Heilkräuter ihrer Region. Neben einer Vielfalt von Beeren, Kräutern und Wurzeln ist bis zum heutigen Tag die Rote Zeder (»Western Red Cedar«), auch der »Baum des Lebens« genannt, von zentraler Bedeutung.

4 Sirrende Luft beim »Pow-wow«. Der tiefe, rhythmische Trommelklang und der hohe Gesang sollen selbst die bösesten Geister verscheuchen. Die Vibrationen dieser Musik bringen die Zellen im Körper in ganz bestimmte Schwingungen, bei denen Selbstheilungskräfte aktiviert werden.

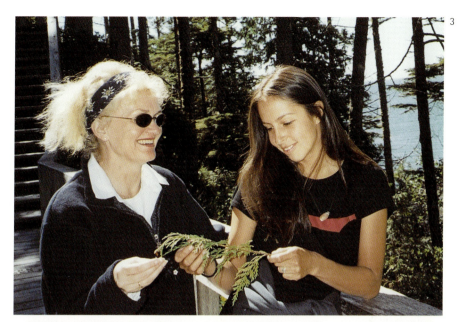

3

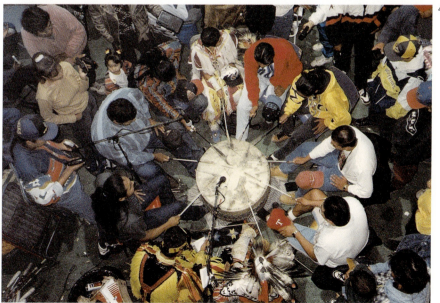

4

5

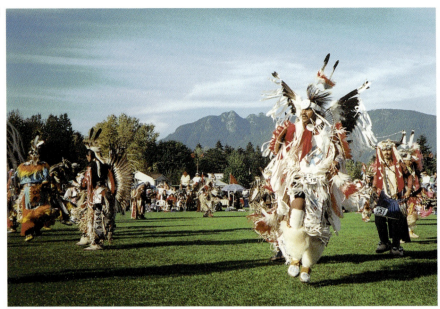

5-9 Der Tanz der Indianer hat nicht nur mit Lust an der Bewegung, sondern ebenfalls mit Heilungsvorgängen zu tun. Ähnlich dem »Rebounding« auf dem Trampolin werden damit Stoffwechselvorgänge aktiviert und Eigenschwingungen der Zellkerne in Gang gebracht. Die tranceähnlichen Zustände werden ohne Alkohol und Drogen erreicht (während indianischer Pow-wow-Zeremonien sind alkoholische Getränke untersagt).

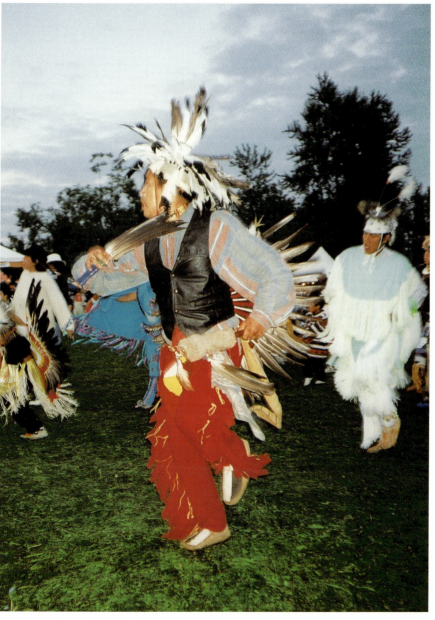

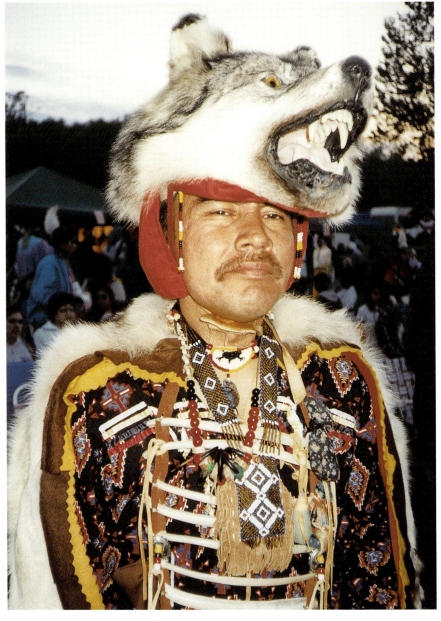

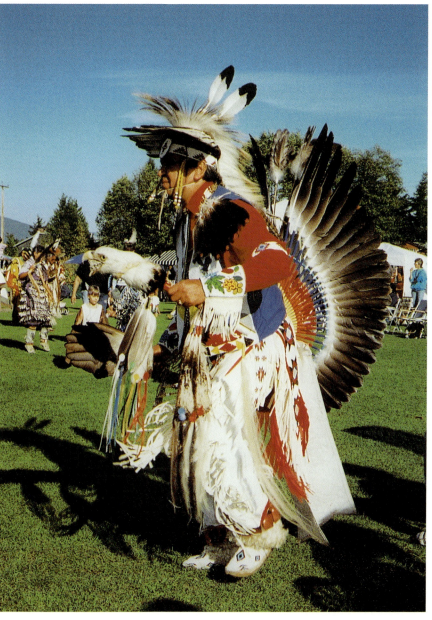

9

Phytotherapie – Pflanzenheilkunde als natürlicher Weg zur Gesundheit

Pflanzen als Helfer und Heiler

Als der Mensch die Erde betrat, war die Pflanzenwelt in ihrer evolutionären Entwicklung bereits vollkommen. Seit Menschengedenken werden Kräuter, Wurzeln und Rinden zu Heilzwecken gesammelt. Ein Großteil des Wissens stammte dabei sicher aus der Beobachtung von Tieren, die es gewohnt sind, bei Krankheit bestimmte Pflanzen oder Blätter und Rinde von Bäumen zu fressen. Die Indianer erspürten auch selbst die Wirkung von Heilpflanzen, indem sie sich ihnen intensiv zuwandten, mit ihnen Zwiesprache pflegten und sich ihre Standort- und Wachstumsbedingungen klar machten. Darüber hinaus zählt in der indianischen Medizin nicht nur die stoffliche Wirkung, sondern vor allem die spirituelle Kraft, welche von Heilpflanzen ausgeht. Uns ist das heute unverständlich, weil wir – wie die Indianer oft und oft betonen – verlernt haben, der Natur »zuzuhören« und ihre Sprache zu verstehen.

Einfach ist nicht primitiv
Die Natur funktioniert einfach und logisch. Wir nennen es in unserer Überheblichkeit »primitiv«, doch gerade in dieser Einfachheit liegen viele Wahrheiten, die uns im täglichen Leben weiterhelfen können.

Die Natur macht niemals Fehler, sie ist perfekt, und alles in ihr hat seinen Sinn. Nur krankhafter, intellektueller Größenwahn gibt sich den Anschein, sie »verbessern« zu können. Die Folgen genetischer Spielereien werden jene nach uns noch deutlich zu spüren bekommen. Die Indianer halten vieles, was wir Fortschritt nennen, für einen Ausfluss echter Geisteskrankheit.

Die Ojibwa- und Cree-Indianer kennen die Macht der Kräuter und sind, wie alle »First Nations« auf dieser Erde, überzeugt, dass wahre Heilung nur durch eine umfassende Reinigung von Körper, Seele und Geist geschieht. Die ordnende Kraft der Schöpfung, welche sich besonders in der Naturmedizin offenbart, kann den Menschen wieder in Harmonie bringen. Naturheilkunde hat nicht nur den Zweck zu heilen, sondern auch Gesundheit zu erhalten. In diesem Bewusstsein schufen die »Mides« ihre heiligen = heilenden »Zaubertränke«. Schon der Begründer unserer modernen Medizin, Hippokrates von Kos, stellte einst fest: »natura sanat« – »Die Natur heilt.« Der beste Arzt des Kranken, so betonte er, sei die eigene, ihm innewohnende Lebenskraft. Sie findet von sich aus Mittel und Wege, die zur Heilung führen.

Pflanzen – unsere älteren Geschwister
Nach einer alten Indianerlegende konnten zu Anfang alle Geschöpfe der Erde miteinander sprechen. Die Menschen redeten mit den Tieren oder dem Wasser, den Pflanzen, dem Feuer und den Steinen. Alle verstanden und respektierten sich gegenseitig. Jeder nahm nur, was er zum Überleben benötigte. Doch allmählich veränderte sich der Mensch. Er verletzte die Gesetze der Natur und begann, sie zu missbrauchen. Die Folge waren Krankheiten und Leiden. Als diese Angriffe gegen die Tier- und Pflanzenwelt unerträglich wurden, berief der Große Weiße Bär (»Spiritual Bear«) eine Versammlung aller Lebewesen ein. Zuerst war man der Meinung, es sei das Beste, die Menschheit aussterben zu lassen ... Doch die Pflanzen hatten zuletzt Mitleid und fanden sich bereit, die Menschen auch künftig mit Nahrung und Medizin zu versorgen. Ein Versprechen, das sie bis heute gehalten haben.

Man kann solche Überlieferungen als naive »Märchen« abtun. Aber treffen nicht genau diese Umstände auf unsere moderne Zivilisation zu? Wir zerstören bedenkenlos die Umwelt, beuten die Natur aus und machen uns damit selbst krank. Die Verwendung giftiger Chemikalien als Düngemittel, Kosmetika oder Medikamente sehen wir als normal an. Um sie zu »testen«, quälen wir bedenkenlos Millionen Tiere. Wilde Pflanzen, von den Indianern als unsere »älteren Geschwister« bezeichnet, weil sie um ihre Bedeutung für Leben und Gesundheit wissen, bezeichnen wir abfällig als »Unkraut«, das wir nicht einmal im eigenen Garten dulden wollen. Den Regenwäldern dieser Erde, die einen unvorstellbaren Schatz an natürlicher Medizin bergen, tun wir rücksichtslos Gewalt an. Wo wird dieser Weg uns hinführen?

Das Geschäft mit Phytopharmaka

Es scheint, als hätte der moderne Trend zu Pflanzenheilmitteln nur Vorteile, aber das stimmt keineswegs. Der Heilpflanzenmarkt in den USA und Europa ist bereits zu einem Milliarden-Geschäft geworden. Weltweit durchforsten die Sendboten zahlreicher Pharmakonzerne die Urwälder auf der Suche nach neuen Heilpflanzen, aus denen man teure, patentierte Mittel (Phytopharmaka) herstellen kann. Dabei geht es nicht nur um die Gesundheit der Menschen, sondern wieder einmal in erster Linie ums Geld. Durch Raubbau und intensives Ernten drohen auf diese Weise schon bald 5000 bis 10 000 Pflanzenarten auszusterben, so Alan Hamilton vom World Wildlife Fund (WWF).[29]

Die gegen Prostatabeschwerden wirksame afrikanische Kirsche (Prunus africana) wurde »zum Wohle der Menschheit« tatsächlich schon weitgehend ausgerottet. Ein Beispiel für gewissenlose menschliche Eingriffe ist auch die mutwillig zerstörte Fauna der Himalaya-Region, wo viele Heilpflanzen für die traditionelle tibetische Medizin heute nicht mehr zu finden sind. Eine »Globalisierung« der Naturheilkunde hat ihre guten Seiten, aber ist es wirklich notwendig, jede Erkrankung im Westen mit seltenen exotischen Heilkräutern zu behandeln, nur weil es gerade modern ist?

Die schlimmste Folge dieses Trends zur »anderen« Medizin ist jedoch, dass der einheimischen Bevölkerung dadurch ihr angestammter Heilmittelschatz verloren geht. Kein Pharmaunternehmen wird es später kümmern, womit diese Menschen ihre Krankheiten heilen, denn »moderne« Medizin können sich 80 Prozent der Weltbevölkerung nicht leisten, sie fallen somit als »Kundschaft« weg. Gerade erarbeitet man Richtlinien, wie Naturvölker für die Nutzung ihrer Medizinpflanzen entschädigt werden könnten. Geld zur Beruhigung des eigenen Gewissens?

Original Indian*Essence enthält keine seltenen oder exotischen Pflanzen. Die enthaltenen »Unkräuter« samen sich natürlich aus, und es sind auch keine riesigen Monokulturen nötig, um den Bedarf zu sichern. Kelp-Algen liefert der Ozean in verschwenderischer Menge. Den Indianern ist bewusst, dass es gegen jede Krankheit eine Vielzahl von heilenden Pflanzen gibt, die man nur auf entsprechende Weise kombinieren muss, damit sich ihre Wirkung noch potenziert. Sie nehmen aus dem natürlichen Vorrat, was sich gerade anbietet, und achten immer darauf, dem Gleichgewicht der Natur nicht zu schaden. Niemals erntet man den ganzen Bestand, ein Teil bleibt immer stehen, damit sich die Pflanze erholen kann. Der gesunde Menschenverstand müsste reichen, um so zu handeln, aber wo ist er angesichts unserer maßlosen Ignoranz und Gier geblieben?

Primäre und sekundäre Pflanzenstoffe

Die feinen Signalwirkungen, welche von pflanzlichen Stoffen ausgehen und die wir heute mit dem Begriff »Informationsphysik« umschreiben, waren für die Indianer seit Jahrtausenden Realität. Sie kannten die wunderbaren Möglichkeiten jenseits des logisch Fassbaren sehr gut. Pflanzen schenken uns nicht nur ihre Nährstoffe, sondern auch die Liebe und das Licht der Schöpfung, deren

Botschafter sie sind. Jede Pflanze hat nicht nur stofflich-biologische Wirkungen, sondern auch eine »Seele« – sie ist Träger von Lebensenergie.

Original Indian*Essence enthält ausschließlich natürlich gewachsene, zu ihrer günstigsten Zeit geerntete Kräuter und Pflanzenteile. Die Kräfte der vier Elemente spielen dabei eine wichtige Rolle:

Erde und Luft, um die Pflanze reifen zu lassen
Sonne (Feuer), um die Pflanzenseele im Pflanzenkörper zu entfalten
Wasser als Trägersubstanz, wodurch die pflanzliche Heilkraft den Körper erreicht.

Mit dieser Sicht haben die Indianer viele Erkenntnisse der modernen Pharmakologie vorweggenommen. Sie wussten immer, dass die Pflanzen Informationen enthalten, welche in ihrer Vielfalt beachtet und »transportiert« werden müssen, damit ein Heilmittel zur vollen Wirkung gelangt.

Pflanzen sind Kraftwerke

Zu den primären bioaktiven Pflanzenstoffen gehören neben Zellulose und Lignin die lange bekannten Vitamine, Mineralstoffe, Spurenelemente und Enzyme. Sie sind gut erforscht und inzwischen jedem ein Begriff. Der Pflanze dienen sie zur Aufrechterhaltung ihres Stoffwechsels. In Bezug auf die Krebsforschung weiß man zum Beispiel, dass die Vitamine A, Provitamin A, C und E, die Spurenelemente Selen und Zink sowie das Coenzym Q10 kraftvolle Helfer gegen das Wüten der so genannten freien Radikale sind. Sie wirken antioxidativ, schützen also vor Zellschäden (siehe dazu unten). Von weit größerem Interesse für die Wissenschaft sind seit einigen Jahrzehnten die sekundären bioaktiven Pflanzenstoffe, auch Phytochemikalien genannt. Diese Substanzen dienen der Pflanze als Farb- oder Aromastoffe und schützen sie vor Krankheiten und Schädlingsbefall. Der Nutzen sekundärer Pflanzenstoffe auf den Organismus ist vielfältig: diese Substanzen wirken u. a. keimtötend, wundheilend und entzündungshemmend; sie stärken das Immunsystem und beugen der Krebsentstehung vor. Es gibt schätzungsweise weit über 10 000 solcher sekundären Pflanzenstoffe. Die am besten erforschte Gruppe sind mittlerweile die **Polyphenole** (s. u.), weil sie offenbar eine besonders starke krebshemmende Wirkung entfalten.

Hier einige dieser interessanten biologischen »Kraftstoffe« im Überblick:

Alkaloide sind die wirksamsten sekundären Inhaltsstoffe und kommen in allen Teilen von meist hochgiftigen Pflanzen vor. Sie dienen in der Pharmazie zur Herstellung effizienter Heilmittel. Zu den bekanntesten Alkaloiden gehören z. B. das Atropin der Tollkirsche, weiters Morphin, Chinin, Ephedrin, aber auch Nikotin und Koffein. Schwächere Alkaloide finden sich in Pflanzen wie Schöllkraut, Mohn oder Berberitze.

Glykoside stellen eine große Gruppe von Wirkstoffen mit zahlreichen Untergruppen dar. Am bekanntesten ist das herzwirksame Digitalisglykosid aus dem Fingerhut. Auch bei Glykosiden ist die Spanne zwischen Heilwirkung und Giftigkeit sehr gering. Sie kommen in »kritischen« Pflanzen wie Maiglöckchen, Adonisröschen oder Küchenschelle vor. Zu den Untergruppen gehören u. a. die Anthrachinon- und Phenolglykoside, Saponinglykoside, Flavonglykoside, Cumaringlykoside und die Senfölglykoside in Zwiebeln, Meerrettich (Kren) und Senf. Auch bei den Glykosiden gilt: die Dosis macht das Gift.

Ätherische Öle sind eigentlich Abfallprodukte des Pflanzenstoffwechsels, die in den Ölzellen ausgelagert werden. Sie verleihen vie-

Primäre und sekundäre Pflanzenstoffe

len Küchenkräutern ihren Duft, und ihr Nutzen wurde durch die Aromatherapie hinreichend bestätigt. Der Organismus nimmt ätherische Öle über die Haut und Atemluft auf. Duftmoleküle stimulieren das limbische System (Gefühlszentrum) im Gehirn und liefern so vielfache Heilimpulse. Innerlich entfalten sie je nach Pflanze eine ganze Palette von Gesundheitswirkungen.

Bitterstoffe regen den gesamten Verdauungsapparat an und optimieren die Nahrungsverwertung. Sie wirken außerdem beruhigend, stärken das Immunsystem, sind natürliche Antibiotika und haben tumorhemmende Eigenschaften. Bekannte Bitterkräuter sind Löwenzahn, Tausendguldenkraut, Enzian, Wermut, Aloe, aber auch Benediktenkraut, Klette und Ampfer.

Gerbstoffe sind häufig in Wurzeln und Rinden anzutreffen. Sie wirken stark zusammenziehend (adstringierend), fäulnishemmend und entzündungswidrig. Gerbstoffe schützen Haut und Schleimhäute des Körpers gegen Bakterien und andere schädliche Mikroorganismen. Erkrankungen des Verdauungstraktes werden so wirksam bekämpft und ausgeheilt, das gesamte Immunsystem nachhaltig gekräftigt. Äußerlich wirken Gerbstoffe desinfizierend und wundheilend. Bekannte Gerbstoffträger sind Frauenmantel, Himbeer- und Brombeerblätter, Fingerkraut oder Eichenrinde. Ein hochwirksamer Gerbstofflieferant ist die in **Original Indian*Essence** enthaltene innere Rinde der Rotulme.

Saponine ähneln im chemischen Aufbau den Glykosiden und wirken mit Wasser schaumbildend (von lat. sapo = Seife). Therapeutisch nutzt man die schleimlösende Wirkung saponinhaltiger Kräuter wie Schlüsselblume oder Königskerze. So genannte Steroid- und Triterpen-Saponine wirken hormonregulierend, sind daher bei Frauenleiden sinnvoll. Man nennt solche Kräuter auch »adaptogen«, weil sie sich dem Organismus in besonderer Weise anpassen.

Bekannte pflanzliche Vertreter sind hier der Ginseng und typische »Frauenkräuter« wie das Wanzenkraut (Cimicifuga) oder die wilde Yamswurzel.

Schleimstoffe haben die Eigenschaft, im Wasser aufzuquellen. Mit schleimstoffhaltigen Pflanzen werden Entzündungen der Atemwege und des Magen-Darm-Traktes wirksam behandelt. Ein Vertreter dieser Stoffgruppe ist das bekannte Geliermittel Pektin. Aloe, Leinsamen, Eibisch oder Spitzwegerich sind typische Schleimstoffdrogen. Sehr wirksamer Pflanzenschleim ist weiters in Ulmenrinde und Algen, wie z. B. Kelp (s. u.), enthalten.

Flavonoide sind mit den Gerbstoffen verwandte gelbe und gelbrote Farbstoffe, deren Bedeutung lange unterschätzt wurde. Sie unterstützen die Wirkung von Vitamin C und wirken je nach Pflanze gefäßschützend, blutdruckregulierend und krampflösend. Sie helfen vor allem bei übermäßiger Kapillarbrüchigkeit (Krampfadern, Besenreiser), stärken also Adern- und Venenwände. Typische Flavonoidträger sind Birkenblätter, Holunder- und Lindenblüten, Rosskastanie, Weißdorn oder Arnika. Flavonoide gehören, ebenso wie die *Tannine*, zu den so genannten *Polyphenolen,* einer Gruppe von Gerbstoffverbindungen, welche die Wissenschaft als stark antioxidativ (s. o.) und somit krebshemmend erkannt hat.

Neben den beschriebenen sekundären Phytochemikalien gibt es unzählige weitere (sicher auch noch nicht entdeckte) Substanzen, u. a. hormonregulierende **Phytoöstrogene,** blutzuckersenkende **Glukokinine,** die keimtötenden **Sulfide,** krebsvorbeugende **Phytosterine, Glucosinolate** und **Terpene.** Es bleibt jedoch zu beachten, dass all diese Stoffe durch frisches Obst und Gemüse sowie natürliche Heilkräuterzubereitungen aufgenommen werden müssen, um ihre volle Wirksamkeit zu entfalten. Dies ist die vielleicht wichtigste Erkenntnis der fortgeschrittenen Phytotherapie. Aus Heilkräutern bloß einige Stoffe zu isolieren und diese x-fach verstärkt in Pillen zu packen, kann jedenfalls nicht die Lösung sein. Warum, ist einfach erklärt.

Der Synergie-Effekt

Betrachtet man das Heilwissen der »Aboriginals«, auf welchem Kontinent auch immer, fällt auf, dass sie einerseits alle große Teetrinker waren, zum anderen wussten sie instinktiv um die Wichtigkeit des Zusammenwirkens verschiedener Pflanzen. Sicher haben die Indianer sehr viel Tee aus einzelnen Kräutern zubereitet, doch die »großen« Heil- und Gesundheitsmittel ihrer Schamanen-Ärzte bestanden meist aus mehreren, sorgfältig aufeinander abgestimmten Zutaten. So können sich nämlich die Inhaltsstoffe der Ingredienzen gegenseitig verstärken, aber auch unerwünschte Nebeneffekte einzelner Pflanzen abgemildert werden. Die moderne Wissenschaft spricht hier von **Synergie-Effekt**. Besonders deutlich zeigt sich dieses Prinzip in der traditionellen tibetischen Medizin, wie Sie in meinem Buch über die Kräuterarznei Padma 28 nachlesen können.[30]

Motor eines gesunden Immunsystems

Wie wichtig ein gut funktionierendes Abwehrsystem für die Gesundheit ist, weiß heute jeder. Immer noch zu wenig bekannt scheint die Tatsache zu sein, dass nur die natürlichen, biologischen Substanzen in hochwertigen Lebens- und Heilmitteln unser Immunsystem auf Dauer schützen können. Kräuter, Wurzeln und Rinden bieten uns durch ihre Vielfalt an natürlichen Substanzen eine der effektivsten Möglichkeiten, unsere Gesundheit zu bewahren oder wiederzuerlangen.

Freie Radikale und Antioxidanzien

Unser Organismus verbrennt laufend Sauerstoff, um seine Funktionen aufrecht zu erhalten. Ohne den Vorgang der Oxidation wäre kein Leben möglich. Dennoch richtet dieser natürliche Prozess im Körper ständig Zellschäden (Veränderungen am DNS-Strang) an, die vom gesunden Organismus aber repariert werden. Für den Bruchteil einer Sekunde entstehen hier in den »Kraftwerken der Zellen« (Mitochondrien) so genannte **freie Radikale** – das sind aggressive Sauerstoffmoleküle, die ein freies, ungepaartes Elektron aufweisen. Sie versuchen daher, Elektronen aus gesunden Zellverbänden herauszubrechen, und zerstören diese. Verschmutzte Luft, ungesunde Ernährung, Genussgifte, Bewegungsmangel, Infektionen, Strahlenbelastung (Mikrowelle, Mobilfunk!) und vieles mehr sind Ursachen für eine vermehrte Bildung freier Radikale, und laufend ist unser Körper damit beschäftigt, sich gegen diese Angriffe zu wehren. Logisch, dass nur ein gesundes Immunsystem dem auf Dauer gewachsen ist. Sobald die Abwehr jedoch nachlässt, werden die Zellschäden irreparabel. Ernste Krankheiten und Stoffwechselentgleisungen bis hin zu Krebs und Veränderungen des Erbgutes sind die Folge.

Ein starker, trainierter Organismus wird mit den Angriffen freier Radikale lange Zeit gut fertig. Das genetische Reparaturprogramm funktioniert einwandfrei. Anders sieht es mit zunehmendem Alter und bei Krankheit aus. Dann benötigt der Körper wirksame Impulse von außen, um seine Selbstheilungskräfte zu stärken und gesundes Zellwachstum zu fördern. Dies ist, wie bereits oben erklärt, durch sekundäre Pflanzeninhaltsstoffe möglich. Diese Substanzen, gemeinsam mit Vitaminen, Enzymen, Mineralien und Spurenelementen, wirken im Organismus als so genannte **Antioxidanzien**. Sie können dem Wüten freier Radikale Einhalt gebieten und die Körperzellen vor ernsten Schäden bewahren. Die Vitamine A, C und E sowie die Spurenelemente Zink und Selen sind starke natürliche Antioxidanzien, wie die Forschung inzwischen weiß; sie hat auch Wege gefunden, die Aktivität dieser Stoffe zu überprüfen.

Alle Bestandteile von **Original Indian*Essence** weisen sehr hohe ORAC-Werte (ORAC = Oxygen Radical Absorbance Capacity) auf: Mit einem neuen wissenschaftlichen Messverfahren stellt man die Anteile krebsvorbeugender Substanzen – der oben genannten Antioxidanzien – in pflanzlicher Nahrung, Kräutern, Wurzeln und Rinden fest. Für **Original Indian*Essence** ist dieser Wert äußerst hoch, womit der Tee offensichtlich zu den tumorhemmenden und immunstärkenden Gesundheitsmitteln gehört. Seine regelmäßige Einnahme schafft im Körper wieder geordnete Zellstrukturen, wodurch auch einer Krebsentstehung der Boden entzogen wird.

Original Indian*Essence aktiviert weiters auf völlig natürlichem Weg das vieldiskutierte Hormon Melatonin, welches in der Zirbeldrüse (Epiphyse) produziert wird und auf unser »inneres Zeitgefühl« (den Tag-und-Nacht-Rhythmus) Einfluss nimmt. Ein Mangel an Melatonin führt zu Schlafstörungen und nervösen Beschwerden. Die Tee-Essenz stimuliert in der Folge das ganze System der innersekretorischen Drüsen (Hypophyse, Schilddrüse, Bauchspeicheldrüse, Keimdrüsen usw.), wodurch die gesamte Bandbreite von Hormon- und Stoffwechselstörungen günstig beeinflusst werden kann.

Ein Wundermittel gegen das Altern?

Etwa ab dem 25. Lebensjahr schrumpft die Thymusdrüse, jenes Organ im Brustraum, das unseren Alterungsprozess steuert. Die »biologische Uhr« zu verlangsamen und damit einen »Jungbrunnen« zu finden, war wohl immer schon der Traum aller Wissenschaftler. Die Mär von einem exotischen Wurm, der praktisch nicht altert, entspricht zum Teil der Wahrheit: Diesem Tier fehlt ein bestimmtes Enzym, das beim Menschen den natürlichen Alterungsprozess anstößt. Durch gentechnische Eingriffe wird man dem Ziel der Langlebigkeit dennoch kaum näher kommen, umso sicherer aber durch die Zufuhr von natürlichen Wirkstoffen, die dem Körper vielfache Impulse für eine gesunde Zellteilung liefern. **Original Indian*Essence** ist solch ein Informationsträger. Zusammen mit einer hochwertigen Ernährung können Sie durch regelmäßige Entgiftung des Organismus und Stärkung des Immunsystems wirksam dafür sorgen, dass die bekannten »Altersleiden« für Sie möglichst lange ein Fremdwort bleiben.

Mit zunehmendem Alter reduzieren sich die körpereigenen Enzyme zur Abwehr freier Radikale. Das körpereigene Antioxidans Superoxiddismutase (SOD) – gleichsam ein »Rostschutzmittel« für die Zellen – wird nicht mehr im selben Maße gebildet wie in jungen Jahren. Bei der ständigen Neubildung des DNS-Stranges (des genetischen Informationsträgers) kommt es dann immer häufiger zu Fehlern. Dem kann man jedoch entgegenwirken: einerseits, indem man Dinge vermeidet, die zur Bildung freier Radikale beitragen, und zum anderen durch eine Zufuhr natürlicher Antioxidanzien, wie sie in hochwertigen, unverfälschten Nahrungsmitteln und natürlichen Kräuterzubereitungen enthalten sind.

Wie man heute weiß, sind die bedeutendsten Faktoren für vorzeitiges Altern neben der Bildung freier Radikale ein erhöhter Blutzuckerwert und die laufende Ausschüttung des Stresshormons Cortisol. Körperliche Aktivität (ohne Überanstrengung) und die Zufuhr natürlicher Phytohormone zeigen vor allem bei Frauen nach den Wechseljahren sehr positive Wirkung. Doch auch Männer machen solche »Krisen« durch, und der sinnvollste Weg, ihnen zu begegnen, ist eine Rückbesinnung auf die Heilkräfte der Natur. **Original Indian*Essence** ist mit seinem durchdachten Wirkstoffprofil bestens geeignet, Körper, Geist und Seele lange gesund und widerstandsfähig zu erhalten.

Wasser – das älteste Heilmittel

Die Zutaten für **Original Indian*Essence** stammen hauptsächlich aus wasserreichen Regionen. Indianerschamanen wissen, dass die »Bioinformationen« des Wassers als Überträger natürlicher Heilimpulse auf Bäume, Pflanzen und Sträucher wirken. Reines, gesundes Wasser ist schon für sich ein erstklassiges Heilmittel. Unser guter Pfarrer Sebastian Kneipp verwies hier nur auf etwas längst Bekanntes. Für die Zubereitung von Heilmitteln ist Wasser ein ideales Medium, wie die westliche Homöopathie oder die Bach-Blüten-Therapie eindrucksvoll bewiesen haben. Als magnetischer Dipol hat Wasser nämlich die Eigenschaft, jegliche Art von Information zu speichern. Wasser besitzt also ein »Gedächtnis«. Wissenschaftliche Studien aus Österreich haben kürzlich ergeben, dass hochwertiges Wasser sogar eine Art »Fernheilwirkung« entfaltet. Messungen ergaben zweifelsfrei eine Verbesserung der Gesundheitsparameter bei Versuchspersonen, wenn dieses Wasser auch nur in einem Nebenzimmer als integriertes Deckenelement (!) vorhanden war.

Nicht krank, sondern durstig?

Immer wieder streiten sich Fachleute über die tägliche Trinkmenge. Allerdings sollte hier weniger die Frage des Wieviel, sondern eher jene nach dem Was im Raum stehen. Am schlechtesten ist der Gesundheitszustand von Menschen in Entwicklungsländern, wo kein frisches, sauberes Wasser zur Verfügung steht, soviel ist klar. Doch auch wir leiden vermehrt unter »Durst«, weil wir nicht nur zu wenig, sondern selten das Richtige trinken: gutes, reines Wasser. Es ist praktisch sicher, dass die meisten – ja vielleicht alle – Krankheiten durch ausreichendes Trinken wesentlich zu bessern wären. Vier bis acht Gläser reines Wasser (am besten mit einer Prise Natursalz und etwas Zitrone) sollte man täglich zwischen den Mahlzeiten trinken, um in den Genuss dieses Gratis-Heilmittels zu kommen. Aber wer befolgt diese Regel wirklich? Vor allem ältere Menschen nehmen oft zu wenig Flüssigkeit auf. Zusätzlich zur Einnahme von **Original Indian*Essence** ist es ratsam, jeweils über den Tag verteilt 6 bis 8 Gläser gutes Quellwasser oder »belebtes« Wasser zu trinken, damit der Organismus freiwerdende Giftstoffe besser ausscheiden kann. Mineralwasser eignet sich dazu übrigens kaum, solches mit Kohlensäure überhaupt nicht, weil diese den Körper nur zusätzlich belastet.

Emoto, Grander & Co
Zur Zeit ist es groß in Mode, diverse Wasserbelebungssysteme über Verkaufsnetzwerke anzubieten. Die Wirkung ist selten nachvollziehbar. Ein »System« konnte aber zahlreichen wissenschaftlichen Versuchsreihen standhalten: die Erfindung des Österreichers Johann Grander. »Grander-Wasser« wurde weltweit zum Begriff. Dem bescheidenen Tiroler Bergbauern Johann Grander, den man lange Zeit als »Spinner« ansah, ist es gelungen, das praktisch »tote« Wasser, welches aus unseren Leitungen fließt, verblüffend einfach wieder zu »beleben«. Wasserbelebung funktioniert aber auch, indem Sie über ein Glas Wasser einen persönlichen Segen sprechen, Worte wie Liebe und Glück in ihre Trinkgläser gravieren oder das kühle Nass über Bergkristalle in einen Krug gießen. Der weltberühmte japanische Wasserforscher Prof. Masaru Emoto hat das und noch viel mehr durch eindrucksvolle Fotos von Wasserkristallen dokumentiert. Wasser speichert jede Art von Information – positive wie negative – und gibt sie an den, der es nutzt, weiter. Ich will hier keine Werbung für ein bestimmtes Produkt oder Verfahren machen, Tatsache bleibt aber: Wasser ist viel mehr als eben »nur« Wasser – es ist eines der größten Geschenke an die Menschheit. Den Indianern müsste man das nicht erst erklären. Für die Zubereitung von **Original Indian*Essence** sollten Sie das beste Wasser verwenden, das Sie bekommen können.

Dr. Heinz-Beat Lehmann (siehe oben), wissenschaftlicher Berater der IWF, weist darauf hin, dass die Einnahme von **Original Indian*Essence** samt einer Menge von 8 Gläsern Wasser pro Tag nicht nur den Körper wirksam entgiftet, sondern auch zur natürlichen Regulierung von Übergewicht führt. Tatsächlich berichten viele Anwender, dass sich ihre Gewichtsprobleme durch die langfristige Einnahme der Tee-Essenz praktisch von selbst gelöst hätten.

Original Indian*Essence® – der heilige Trank

Die neun Bestandteile von Original Indian*Essence®

In den nun folgenden Pflanzenporträts finden Sie sowohl aktuelle wissenschaftliche als auch traditionell-volksheilkundliche Informationen. Ich habe es sogar gewagt, eine kurze »spirituelle Botschaft« jeder Pflanze weiterzugeben, wie ich sie persönlich empfinde. Solche Denkanstöße können den Prozess der Gesundung unterstützen. Wer jedoch diese Sichtweise ablehnt, mag sie getrost übergehen.

Große Klette (Arctium lappa) – engl. Burdock root
Familie: Korbblütler (Compositae)

Inhaltsstoffe: ätherisches Öl, Glykosid, Gerb-, Bitter- und Schleimstoffe, Harze, antibiotische Wirkstoffe, Inulin, Sitosterin, Chlorogensäure u. a.
Wirkung: keimtötend, blutreinigend, harntreibend, schweißtreibend, den Blutzucker regulierend (antidiabetisch), fördert den Gallenfluss
Bestandteil in Original Indian*Essence: Wurzel

Die Klette war schon im Altertum eine viel genutzte Pflanze, bei Griechen und Römern stand sie in hohem Ansehen. Sie gehört in Amerika zu jenen Kräutern, die die Indianer »Fußstapfen des weißen Mannes« nennen, weil sie mit den Spaniern und Engländern ins Land kamen. Sie lernten jedoch rasch, diese Pflanzen auf manchmal ganz neue Art und Weise zu nutzen. Klettenwurzel gehört zu jenen Wurzeldrogen, die wegen ihrer reinigenden und entgiftenden Eigenschaften oft als »Bärenmedizin« bezeichnet werden. Interessant ist, dass auch der lateinische Name »Arctium« vom griechischen Wort »arctos« = Bär abstammt. Die wissenschaftliche Medizin betrachtet die Klettenwurzel als effektives Blutreinigungsmittel, ähnlich der Sarsaparillawurzel in der asiatischen Heilkunde.

In den Mixturen der Cree-, Ojibwa- und Cherokee-Medizin spielt die Große Klette eine wichtige Rolle. Die Cherokees sind ein sehr zeremoniell orientierter Stamm. Früher mussten die Krieger vor Beginn einer jeden Schlacht ihren Körper mit einem Klettenabsud innerlich und äußerlich reinigen. Dies gab ihnen die geistig-spirituelle und physische Stärke für den Sieg. Aus zerquetschten Klettenblättern und Eiweiß bereiteten manche Stämme eine Wundsalbe.

Eine Pflanze mit Breitenwirkung
Die traditionelle Verwendung der Klettenwurzel bezieht sich auf den Bereich der Leber und Gallenblase, des Magen-Darm-Trakts und der innersekretorischen Drüsen. Hier wirkt eine Abkochung reinigend, desinfizierend und entgiftend. Dies mag auch die gute Wirkung bei Nieren- und Blasenproblemen, vor allem Steinleiden, erklären. Klettenwurzelabsud fördert die Gallensekretion und ist ein Lebertonikum. Bei Frauenleiden führt eine bessere Lebertätigkeit zur Linderung von Menstruations- und Wechseljahrbeschwerden (siehe dazu auch die Wirkung der Brennnessel). Rosemary Gladstar, Kräuterexpertin aus Vermont (USA), empfiehlt Klettenwurzeltee gegen Ödeme (Wasseransammlungen), besonders wenn diese im Zusammenhang mit der Menstruation auftreten.[31]

Die große Klette enthält bis zu 45% Inulin (nicht zu verwechseln mit Insulin!). Inulin ist ein Polysaccharid (Mehrfachzucker) und beeinflusst den Zuckerstoffwechsel des Körpers positiv, was die unterstützende Wirkung inulinhaltiger Pflanzen bei Diabetes erklärt. Bei Gicht und Beschwerden des rheumatischen Formen-

Die neun Bestandteile von Original Indian*Essence

kreises helfen Zubereitungen aus Klettenwurzel, den Körper zu entgiften und wieder eine gesunde Stoffwechsellage herzustellen. Selbst bei Lungenproblemen und »Engbrüstigkeit« (Asthma?) hat man erfolgreich zu Klettenwurzeltee gegriffen.

Beachtlich ist die immunstärkende Wirkung der Klettenwurzel, die noch weitaus größer sein dürfte als bisher angenommen. Schon die Indianer benutzten sie daher in pflanzlichen Zubereitungen gegen die von Weißen eingeschleppten Geschlechtskrankheiten Syphilis und Gonorrhö (Tripper). Nach Aussagen des amerikanischen »Kräuterpapstes« Dr. James A. Duke zeigen Klettenextrakte im Reagenzglas sogar eine Wirkung gegen das HI-Virus (Aids-Virus), ebenso wie das Benediktenkraut. Dies berichtete das angesehene Nachrichtenmagazin *Lawrence Review of Natural Products*. Auch Dr. Duke weist auf die sanft entwässernde Wirkung der Klette hin, weshalb sie zu den effektiven Mitteln gegen das prämenstruelle Syndrom gehört.[32]

Äußerlich ist ein Klettenabsud als Umschlag bei jeder Art von Hautproblemen nützlich. Dank der enthaltenen Chlorogensäure wirkt die Klette desinfizierend und reinigend auf die Hautoberfläche. Sie ist wirksam bei leichten Verbrennungen, Hautausschlägen, Akne, Schuppenflechte (Psoriasis) und Neurodermitis. Man legt mit Tee getränkte Kompressen etwa eine halbe Stunde auf die betroffenen Stellen. Innerlich unterstützt Klettenwurzeltee die Ausheilung dieser Krankheiten. In **Original Indian*Essence** ist die Wurzel der großen Klette ein Hauptbestandteil.

Pflanzenbotschaft der Klette aus spiritueller Sicht: Die Klette klebt und klammert, wie wir das auch oft im Leben tun. Gerade deshalb kann ihr Pflanzengeist uns dabei helfen, das Gegenteil zu lernen: die Kunst des Loslassens. Wir müssen erkennen, dass viele Probleme nur durch Gleichmut zu überwinden sind.

Kleiner Ampfer (Rumex acetosella) – engl. Sheep sorrel
Familie: Knöterichgewächse (Polygonaceae)

Inhaltsstoffe: Glykoside, Gerbstoffe, Oxalsäure (v. a. primäres Kaliumoxalat), Chlorophyll, organische Säuren, Kieselsäure, Antrachinone, Vitamine (v. a. Carotinoide, Vitamin C), Mineralstoffe und Spurenelemente (Eisen) u. a.
Wirkung: blutreinigend, antianämisch, harntreibend, appetitanregend, entzündungshemmend, zusammenziehend, kräftigend (tonisierend), leicht abführend, leicht fiebersenkend, krebsvorbeugend (antikanzerogen)
Bestandteil in Original Indian*Essence: Kraut

Der kleine Ampfer ist ein Verwandter unseres bekannten Sauerampfers (Rumex acetosa). Als Zugabe zu Suppen und Saucen ist Ampfer im Frühjahr sehr beliebt und heilsam. Die Indianer wussten ihn seit jeher gegen Vitamin-C-Mangel-Krankheiten wie Skorbut und bei Blutarmut einzusetzen – gemeinsam mit der ebenfalls in **Original Indian*Essence** enthaltenen Brunnenkresse. Durchblutungsstörungen, Leber- und Gallenbeschwerden wurden ebenfalls damit kuriert. Nach Dr. James A. Duke (s. o.) ist Ampfer ein häufiger Bestandteil immunstärkender Kräuterzubereitungen. Äußerlich eignet er sich zu Mundspülungen, die das Zahnfleisch kräftigen.

Wie alle Ampfarten enthält er Oxalsäure, die beim Verzehr großer Mengen roher Pflanzen nierenschädigend wirken kann. Wir aßen als Kinder jedoch regelmäßig Sauerampferblätter ohne jeden Nachteil, denn schon wegen des Geschmacks blieb es beim Kosten. Die Oxalsäure hat auch positive Seiten, denn sie verbessert durch ihre chemischen Eigenschaften die Sauerstofflage des Organismus. Ampfer wirkt dadurch auf viele Stoffwechselvorgänge wie ein biologischer Katalysator (Beschleuniger). Die enthaltenen Carotinoide (Vorstufen des Vitamins A) und das Vitamin C wirken tumorhemmend und helfen, freie Radikale (s. o.) unschädlich zu machen. Man kann den Ampfer daher getrost als kraftvollen Helfer zur Krebsvorbeugung bezeichnen.

Die enthaltenen organischen Säuren des Ampfers haben einen günstigen Einfluss auf Leber, Galle, Magen- und Darmtrakt, also den gesamten Verdauungsapparat, was bei Frühjahrskuren von großem Wert ist. Das grüne Farbpigment Chlorophyll wirkt günstig auf die Blutbildung und die Versorgung der Körperzellen mit Sauerstoff. Krebs ist, wie man inzwischen weiß, vor allem eine »Sauerstoff-Mangelkrankheit«, d. h. die gesunde Zellatmung ist über längere Zeit stark eingeschränkt, wodurch freie Radikale leichtes Spiel haben.

In der Rezeptur von **Original Indian*Essence** ist der kleine Ampfer eine wichtige Komponente, welche zusammen mit der Brunnenkresse und der Brennnessel für eine umfassende blutreinigende, aufbauende und abwehrstärkende Wirkung sorgt.

Pflanzenbotschaft des Ampfers aus spiritueller Sicht: »Sauer« wirkt auf unsere Geschmacksnerven anregend, ein allzu saures Milieu macht den Körper krank. Hören wir auf, immer die Schuld bei anderen zu suchen und auf Gott und die Welt »sauer« zu sein. Üben wir Nachsicht mit uns selbst und den Mitmenschen.

Rotulme (Ulmus rubra / Ulmus fulva) – engl. Slippery elm / Red elm
Familie: Ulmengewächse (Ulmaceae)

Inhaltsstoffe: Schleimstoffe, Gerbstoffe, Polysaccharide, Stärke, Kalziumsalze, Vitamin C
Wirkung: zusammenziehend, erweichend, harntreibend, auswurffördernd, antibiotisch, entzündungshemmend, nährstoffreich und stärkend
Bestandteil in Original Indian*Essence: innere Rinde

Die pulverisierte innere Rinde der Rotulme ist eines der wirksamsten und unschädlichsten Heil- und Kräftigungsmittel, die es gibt. In Europa kennt man sie kaum, doch alle Indianerstämme Nordamerikas nutzten sie über Jahrhunderte gegen verschiedenste Leiden, als Medizin zur Gesunderhaltung, gegen Erkältungen und jede Art von Entzündung.

Durch die große Menge an Pflanzenschleim wirkt Rotulmenrinde beruhigend auf die Schleimhäute des ganzen Körpers. Sie lindert Reizungen und Entzündungen des Magen-Darm-Traktes, der Nieren und Harnwege, der Atemwege und der Fortpflanzungsorgane. Das Pulver kann mit warmen Wasser oder Milch zu einem Brei angerührt werden, der Verdauungsstörungen und Sodbrennen lindert. Durch Zugabe von etwas Honig, Ahornsirup, Zimt oder Ingwerpulver verbessert sich der Geschmack, und man erhält ein äußerst nährstoffreiches, völlig natürliches Kräftigungsmittel. Die Indianer sollen einen Teelöffel dieses Breis schon ihren Säuglingen und Kleinkindern gegeben und sie so wirksam vor allen Infektionen geschützt haben. Die Pillager-Ojibwa behandelten Rachen- und Mandelentzündungen mit Ulmenrindentee, die Catawba wandten ihn sogar bei Tuberkulose an.[33] Gegen Bronchitis, Halsschmerzen und Hustenreiz ist Ulmenrinde ein ebenso sicheres wie probates Mittel. Das bestätigte sogar die ansonsten recht kräuterfeindliche amerikanische Arzneimittelbehörde.

Gastritis, Reizmagen mit Übersäuerung bis hin zu Magengeschwüren werden durch Rotulme günstig beeinflusst. **Original Indian*Essence**, worin die Ulmenrinde ein wichtiger Bestandteil ist, sollte daher auch einen Versuch bei Morbus Crohn (Darmentzündung) oder Colitis ulcerosa (geschwüriger Dickdarmentzündung) wert sein. Dr. Andrew Weil, Autor, Naturheilexperte und Professor am College of Medicine in Tuscon/Arizona, empfiehlt Rotulme gegen Divertikulitis (Schleimhautwucherungen des Darms), weil sie heilend, beruhigend und verdauungsfördernd wirkt.[34] Ulmenrinde kuriert sogar sehr starke, ruhrartige Durchfälle. Dasselbe gilt bei Entzündungen von Niere und Blase, Harnverhalten oder dem Syndrom der »nervösen« Reizblase. Die Ulmenrinde harmoniert hier besonders gut mit der Brennnessel (Synergie-Effekt).

Die neun Bestandteile von Original Indian*Essence

Äußerlich eignet sich ein Gemisch aus Ulmenrindenpulver und Wasser oder Glycerin ausgezeichnet als heilender Umschlag auf Wunden, entzündeter Haut, Ausschlägen oder Verbrennungen. Auch als Zugsalbe für Furunkel und Abszesse wurde dieser Brei von den Indianern oft angewandt. Mit **Original Indian*Essence** lassen sich wirksame Bäder und Umschläge zur Behandlung geschädigter Haut herstellen (s. u.). Ulmenrinde tut hier ihre Wirkung durch spezielle Pflanzenstoffe, so genannte oligomere Procyanide, die als starke Antioxidanzien gelten.

Pflanzenbotschaft der Rotulme aus spiritueller Sicht: Ulmenrinde verkörpert die Kraft der Bäume. Wir alle legen uns einen schützenden Panzer, eine »Rinde« zu, doch häufig lässt uns das hart und einsam werden. Brechen wir diesen seelischen Panzer auf, damit Reinigung und Heilung eintreten kann. Machen wir unsere Seele »gleitfähiger«.

Kardobenediktenkraut / Echtes Benediktenkraut / Benediktendistel (Carduus benedictus / Cnicus benedictus) –
engl. Blessed thistle herb / Holy thistle herb
Familie: Korbblütler (Compositae)

Inhaltsstoffe: Gerbstoffe, Bitterstoffe (Cnicin), Schleimstoff, ätherische Öle, Phytosterin, Vitamine (A, B_1), Mineralsalze u. a.
Wirkung: fiebersenkend, verdauungsfördernd, harntreibend, schweißtreibend, keimtötend (antiseptisch), appetitanregend, blutreinigend, stärkend (tonisch), beruhigend (sedativ), krebsvorbeugend (antikanzerogen), tumorhemmend (antineoplastisch)
Bestandteil in Original Indian*Essence: Kraut

Das echte Benediktenkraut, benannt nach den Benediktinermönchen, hatte bereits im Mittelalter eine große medizinische Bedeutung. Die Pflanze wurde als Abwehrmittel gegen die Pest angesehen und war als Bitterstoffdroge in zahlreichen Tees gegen Magen- und Darmerkrankungen, speziell auch bei Geschwüren und Krebs, enthalten. Schon 1350 empfahl der Alchimist Arnoldus Villanovus die »Heilige Distel«, und Galen von Pergamon schreibt, sie »öffne die verstopften Organe«.

Tatsächlich meint die Volksheilkunde, es gäbe außer der Schafgarbe kaum ein Heilkraut, das auf die gesamte Konstitution des Menschen so kräftigend und reinigend wirkt wie die Benediktendistel. Als Einzeldroge ist mit dieser Pflanze allerdings Vorsicht geboten, da sie rasch überdosiert werden kann. Bei **Original Indian* Essence** ist diese Gefahr nicht gegeben, sondern das Kardobenediktenkraut reiht sich perfekt in die Sinfonie der übrigen Ingredienzen ein.

Eine Hauptwirkung der Benediktendistel erstreckt sich auf das gesamte Verdauungs- und Pfortadersystem. Die Pflanze ist wirksam bei Sekretionsmangel des Magens, aber auch bei Übersäuerung, sie stimuliert den Gallenfluss, unterstützt die Leber und fördert die Fettverdauung. Sie ist sehr hilfreich bei Bauchspeicheldrüsenschwäche (Pankreasinsuffizienz). Bei infektiöser Gelbsucht (Hepatitis) wurde das Kraut viel verwendet. Durch ihre antibiotischen und keimtötenden Eigenschaften ist die Benediktendistel geeignet, Lebensmittelvergiftungen und deren Folgen auszukurieren (siehe dazu den »Fall Prof. Fischer« im Kapitel über die IWF). Diese keimtötende Wirkung wurde erst spät von der Wissenschaft erkannt. Sie erklärt jedoch die traditionelle Verwendung des Benediktenkraut-Tees zur Reinigung von Wunden und Geschwüren. Nach Dr. James A. Duke hat sich dieses Heilkraut, ebenso wie die große Klette, in Labortests sogar als wirksam gegen das HI-Virus (Aids-Virus) erwiesen.[35]

Wegen seiner bitter-tonischen und verdauungsfördernden Eigenschaften wirkt das Benediktenkraut auf den Organismus stark entgiftend und reinigend. Nach langer Krankheit hilft dieser Tee wieder auf die Beine, bei Infektionskrankheiten ist er, wie die

Die neun Bestandteile von Original Indian*Essence

Volksheilkunde weiß, fiebersenkend sowie schleimlösend und desinfizierend bei Husten, Bronchitis und Schnupfen.

Wirksam gegen Frauenleiden
Heilpflanzenexpertin Anne McIntyre lobt das Kardobenediktenkraut als sehr wertvolle Frauenpflanze. Es lindert menstruationsbedingte Kopfschmerzen und löst die verhaltene Menstruation aus. Bei stillenden Müttern soll sie den Milchfluss fördern. Nur in der Schwangerschaft sollte man das Kraut generell meiden. In den Wechseljahren wirkt die Benediktendistel wegen ihrer reinigenden und entgiftenden Eigenschaften günstig und ergänzt sich daher in der Formel von **Original Indian*Essence** optimal mit Brennnessel, Brunnenkresse, Ampfer und dem Rotklee.[36]

Der Volksmund schrieb der »Heiligen Distel« immer schon eine Wirkung gegen Krebs zu. Ein wissenschaftlicher Beweis dafür steht zwar aus, doch ist es mehr als wahrscheinlich, dass die offensichtlichen Erfolge, welche mit **Original Indian*Essence** bei Tumorerkrankungen erzielt werden, auf hochwirksame »antineoplastische« (= tumorhemmende) Pflanzen wie das Benediktenkraut und die Mistel sowie Ampfer, Brunnenkresse und Rotklee zurückzuführen sind.

Pflanzenbotschaft aus spiritueller Sicht: Die »bittere, kratzbürstige Distel« kann uns zeigen, dass auch das Leben oft bitter und ungerecht ist. Dennoch lernen wir durch diese schmerzlichen Erfahrungen, die Süße unseres Daseins wieder neu zu schätzen. Verbitterung ist Gift für die Seele, »bittere Medizin« zur Reinigung dagegen heilsam.

Große Brennnessel (Urtica dioica) – engl. Stinging nettle
Familie: Nesselgewächse (Urticaceae)

Inhaltsstoffe: Gerbstoffe, Ameisensäure und Histamin in den Brennhaaren, Acetylcholin, Vitamine, Mineralstoffe und Spurenelemente, Chlorophyll u. a.
Wirkung: harntreibend, milchfördernd, entgiftend, entstauend, blutstillend, zusammenziehend, entzündungswidrig, blutzuckersenkend (?), krebsvorbeugend (antikanzerogen)
Bestandteil in Original Indian*Essence: Kraut

Die Brennnessel ist heute über die ganze Erde verbreitet und wächst sogar in Island. Nur in Südafrika und den arktischen Regionen fehlt sie. Überall, wo Menschen sich niederlassen, folgt sie ihnen auf dem Fuß und meint es damit gut, denn ihre Heilwirkungen sind überaus zahlreich. Wegen der enthaltenen Aminosäuren (Eiweißbausteine), Vitamine (v. a. Provitamin A, Vitamin C) und Mineralstoffe (v. a. Kalzium, Eisen und Kieselsäure) ist sie auch ein wertvolles Nahrungsmittel. Frühjahrskuren werden durch die frische Brennnessel optimal unterstützt, und man sollte sie bis in den Sommer hinein so oft wie möglich als Suppe, Salat etc. essen.

Auch eine Frauenpflanze
Im alten Ägypten schrieb man der Brennnessel u. a. einen stärkenden Effekt bei verhaltener Menstruation und in den Wechseljahren zu. Dies wird von Heilpflanzenkennern bestätigt, z. B. von Anne McIntyre, die ihre Wirkung gegen starke Monatsblutungen und beim prämenstruellen Syndrom (PMS) hervorhebt.[37] Sie ist hier einer Meinung mit dem anerkannten Kräuterexperten Dr. James A. Duke, der die Brennnessel bei Frauenproblemen in Kombination mit der großen Klette (!) empfiehlt.[38] Man kann diese Wirkung auch wissenschaftlich erklären: Brennnesseln enthalten nämlich viel von dem Spurenelement Bor, welches für eine bessere Ausnutzung des körpereigenen Hormons Östrogen sorgt. Das wiederum

hebt Stimmung und Wohlbefinden. Bei stillenden Müttern fördert die Brennnessel, wie man seit Jahrhunderten weiß, den Milchfluss. Sie ist also eine echte »Frauenpflanze«, die in jedem Garten einen Ehrenplatz verdient.

Der berühmte Heilkundige Paracelsus empfahl schon im Mittelalter die Brennnessel gegen Husten und Wassersucht sowie bei Leberbeschwerden. Allgemein hieß es, sie habe die Kraft, »den Menschen vor dem Stein zu bewahren«. Später stellte Pfarrer Kneipp fest, eine »beginnende Wassersucht« sei gut mit »Brennesselthee« zu kurieren, und dieser räume überhaupt mit »faulen Säften im Körper« auf. Mit der Brennnessel kann eine sehr wirksame Durchspülung der ableitenden Harnwege (Nieren, Blase) erzielt werden. Ihre Wirkung gegen Prostatavergrößerung wurde erst kürzlich entdeckt. Dr. James A. Duke bestätigt, dass die unscheinbare Brennnessel auch den nächtlichen Harndrang wirksam beseitigt.

Brennnesseltee regt die Ausscheidung von Harnsäure an und beeinflusst den Säuren-Basen-Haushalt des Körpers günstig. Übersäuerung durch zuviel Industrienahrung, Zucker- und Weißmehlprodukte ist heute ein großes Problem und die Ursache vieler Beschwerden. Als Folge zeigen sich Gicht, Arthritis und rheumatische Beschwerden, die jeweils durch eine Entgiftungskur mit Kräutern gelindert oder sogar geheilt werden können. Auch das immer häufigere Beschwerdebild der Fibromyalgie (»Alles tut mir weh«-Syndrom) kann so gebessert werden. Seit langem wird die Brennnessel auch bei Anämien, Schwäche und Erschöpfungszuständen (»Burnout«) erfolgreich eingesetzt, da sie die Blutbildung unterstützt und die Zellatmung verbessert.

Die Brennnessel kann noch mehr

Im Verdauungstrakt wirkt die Brennnessel gegen Entzündungen, Durchfall und Blähungsbeschwerden. Ein Versuch mit **Original Indian*Essence** ist daher auch bei entzündlichen Darmerkrankungen wie Colitis ulcerosa und Morbus Crohn lohnend, wo die Schulmedizin bisher nur wenig anzubieten hat (siehe dazu auch oben unter »Rotulme«). Auf die Atemwege wirkt die Brennnessel lindernd bei Allergien (Heuschnupfen) und Asthma. Immer wieder stößt man auf Berichte, wonach sie sogar gegen Tuberkulose (zusätzlich zur ärztlichen Therapie!) wirksam sei (zusammen mit der ebenfalls in **Original Indian*Essence** enthaltenen Brunnenkresse).

Dass die Brennnessel den Zuckerhaushalt des Körpers regulieren hilft, wird zum Teil bestritten. Nach dem synergistischen Prinzip (siehe oben) ist aber davon auszugehen, dass sie in **Original Indian*Essence**, zusammen mit der Klette, auch diese Wirkung entfaltet.

Die Brennnessel wurde bereits von der kräuterkundigen Äbtissin Hildegard von Bingen, deren mittelalterliche Schriften (»Hildegardmedizin«) bei uns gerade eine verdiente Renaissance erleben, hoch geschätzt. Hildegard verordnete sie gegen »schädliche und üble Säfte, die im Menschen giftig sind« (Blutreinigung), und sie befreit, so die Klosterfrau, »den Magen von jedem krankhaften Schleim« (Gastritis, Übersäuerung, Reizmagen). Brennnessel ist eine der wenigen Pflanzen, die Hildegard in Form von Kräutertee verordnete.

Ihre Pflanzenbotschaft aus spiritueller Sicht: Die Nessel brennt und sticht, der Kontakt mit ihr verursacht einen deutlichen Ausschlag. Ihre Natur kann uns lehren, dass auch der brennendste Schmerz vorübergeht. Wir müssen jedoch bereit sein, ihn zuzulassen und nach außen zu bringen, bevor eine Heilung einsetzen kann.

Indianisches Heilverständnis

Die Medizinfrau White Swallow entschied sich vor einiger Zeit, als wichtigen Schritt zur Perfektionierung der alten Rezeptur »Utinam« die zuvor in **Original Indian*Essence** enthaltene Rhabarberwurzel gegen die große Brennnessel auszutauschen, da der »mo-

125 Die neun Bestandteile von Original Indian*Essence

derne« westliche Mensch immer öfter mit Problemen der ableitenden Harnwege zu kämpfen hat. Auch ist ihr positiver Einfluss auf den Organismus umfassender als jener der Rhabarberwurzel. Letztere wirkt ziemlich drastisch und kann bei höherer Dosierung ernste Schäden hervorrufen. Damit hat White Swallow zugleich ein Problem beseitigt, das die allgemeine Zulassung und Verfügbarkeit von **Original Indian*Essence** durch die EU-Behörden möglicherweise verhindert hätte: Rhabarberwurzel wirkt nämlich abführend, und solche Wirkungen darf ein »Lebensmittel« bzw. »Verzehrprodukt« nach den Vorschriften nicht entfalten. Die Schamanin wies mehrmals auf diesen wichtigen Umstand hin, der dazu führen könne, dass unkritische Anwender sich mit dem indianischen Tee schaden. Die »harmlose« Brennnessel gehört nicht zu den »kritischen« Pflanzen, weshalb **Original Indian*Essence** nun nach eingehender Prüfung durch die zuständigen Gremien im gesamten EU-Raum und in der Schweiz sowie in Nordamerika als natürliches, unschädliches »Lebensmittel« eingestuft werden konnte. Dies ist sehr wichtig im Sinne der Konsumentensicherheit.

Neue Sichtweisen

Viele indianische Heiler lehnen noch heute die von weißen Einwanderern eingeschleppten Kräuter, wie Brennnessel, Klette oder Benediktenkraut, für ihre »heiligen« Rezepturen ab. Das ist einerseits verständlich. Könnte es aber nicht sein, dass die Europäer so die Heilmittel für viele ihrer typischen Leiden selbst mitgebracht haben? Anfangs fielen ganze Indianerstämme den neuen weißen Seuchen (Pocken, Grippe, Geschlechtskrankheiten etc.) zum Opfer. Sie lernten jedoch rasch, wirksame Heilmittel dagegen zu finden, die oft solche fremden »eingewanderten« Kräuter enthielten. Ich meine, dass die Fähigkeit indianischer Heiler, unsere abendländischen Pflanzen auf manchmal ganz neue Art und Weise einzusetzen, für beide Seiten von Vorteil ist.

Mistel (Phoradendron flavescens, fam. Viscum album) – engl. Misteltoe, Familie: Mistelgewächse (Loranthaceae)

Inhaltsstoffe: Viscotoxin, Proteine, darunter eine tumorhemmende Eiweißverbindung, Galaktoside (immunmodulierende Lektine), Cholinderivate, herzwirksame Verbindungen der Klasse Phenylpropane und Lignane; Inosit, Urson, Quercitrin u. a.
Wirkung: gefäßerweiternd, blutdruckregulierend, menstruationsfördernd, abwehrstärkend (immunmodulierend), tumorhemmend und krebsvorbeugend (antikanzerogen)
Bestandteile in Original Indian*Essence: Blätter

Die Mistel galt immer schon als geheimnisumwitterter Sonderfall unter den Pflanzen. Sie ist ein Halbparasit, der auf Bäumen wächst und ihnen Nährstoffe und Wasser entzieht. Aber sie kann durch Photosynthese auch selbständig wachsen, und nur selten bringt ihr Schmarotzertum einen Baum zum Absterben. Bei Bäumen, die auf Wasseradern stehen, scheint sie sogar zu deren Gesundheit beizutragen. Es gibt Laubholz-, Tannen- und Kiefernmisteln, denen man seit Jahrtausenden bestimmte Heilkräfte zuordnet. Viel verwendet wird ein Extrakt der Apfelbaummistel. Entgegen mancher Behauptung kommt die Mistel auch in Nordamerika vor und wird von den Indianern seit langem genutzt.

Die Eichenmistel war den Kelten heilig, schon Hippokrates und Paracelsus wandten Mistelextrakte an, und Rudolf Steiner, dem Begründer der Anthroposophie, gebührt das Verdienst, ihren Wert als unterstützendes Mittel bei der Krebsheilung erforscht zu haben. Die Misteltherapie ist heute eine von der Schulmedizin anerkannte, komplementäre (ergänzende) Behandlungsform bei Krebs. Sie wird dabei als Präparat gespritzt, was nicht zu dem Schluss verleiten darf, sie wäre in keiner anderen Form wirksam. Eine vorbeugende Wirkung gegen das Krebsgeschehen ist auch für den Blattauszug anzunehmen, da die Mistel das Immunsystem entsprechend stimuliert.

Traditionelle Verwendung
Tee aus Mistelblättern wurde in der europäischen Volksheilkunde immer schon erfolgreich zur Regulierung des Blutdrucks und der Herztätigkeit, bei Gefäßkrämpfen sowie gegen Arteriosklerose eingesetzt. Die Mistel bessert kalte Extremitäten und das bekannte »Ameisenlaufen« bei schlechter Durchblutung, zeigt aber auch bei Lungenleiden Wirkung.

Die älteste bekannte Anwendung betrifft Schwindel und »Fallsucht« (Epilepsie); traditionell wurde sie auch gegen Frauenleiden, z. B. Hitzewallungen, Migräne und Blutandrang zum Kopf, sowie zur Regulierung der Monatsblutung eingesetzt. In der Rekonvaleszenz (Erholung) nach schweren Krankheiten wirkt die Mistel kreislauf- und herzstärkend.

Obwohl die Hinweise auf eine Giftigkeit dieser Pflanze (Arten von Nadelbäumen sollen am gehaltvollsten sein) leicht überzogen sind, sollten Sie als Anfänger Selbstversuche mit Mistelextrakten und Misteltee lieber unterlassen. In **Original Indian*Essence** dagegen erfüllt die Mistel ihre Funktion als Teil eines harmonischen Ganzen.

Pflanzenbotschaft aus spiritueller Sicht: Die Mistel nimmt und gibt zugleich, sie ordnet und harmonisiert Energien. Auch wir müssen einen Ausgleich zwischen Geben und Nehmen herstellen, anders können wir nicht glücklich sein. Krebszellen sind energiesaugende »Terroristen«, sie nehmen rücksichtslos, ohne etwas zu geben. Doch man kann diese Krankheit auch als Chance begreifen, ein neues Gleichgewicht im Leben zu finden.

Braunalgen / Tali / Fingertang (Laminaria digitata) – engl. Kelp

Inhaltsstoffe: Kohlenhydrate (Alginsäure, Carrageen, Laminarane u. a.), Lipide, Proteine (Aminosäuren), Pigmente (Carotin, Chlorophyll, Xanthophyll), Vitamine, Makro- und Spurenelemente, Phytohormone (Gibberilline) u. a.
Wirkung: reinigend, entgiftend, nährend, stoffwechselanregend, schlankheitsfördernd
Bestandteil in Original Indian*Essence: Thallus (Laub)

Braunalgen leben fast ausschließlich im Meer und umfassen über 250 Gattungen mit ca. 2000 Arten. Einige sind mikroskopisch kleine Mehrzeller, andere (z. B. Bull Kelp) werden viele Meter lang. Braunalgen, vor allem die Fucus- und Laminaria-Arten, können in ihren Zellen das Jod des Seewassers konzentrieren. Dieses Spurenelement ist unabdingbar für die Schilddrüsenfunktion und wirkt auch als Jungbrunnen für die Haut. Der Nährstoffgehalt von Meeresalgen ist beachtlich: sie enthalten im Durchschnitt zehn mal mehr Vitamine als frisches Gemüse (darunter viel Provitamin A, Folsäure und das für Vegetarier wichtige B_{12}), außerdem Mineralien, seltene Mikroelemente, Farbpigmente und Phytohormone.

Die in **Original Indian*Essence** enthaltene Braunalge gehört zur Ordnung der Laminariales, welche die größten bekannten Tange, die bis zu 60 Meter lang werden, umfasst. Laminaria digitata, auch Tali oder Fingertang genannt, wächst in großen Beständen an den Küsten des nördlichen Atlantiks und des Pazifischen Ozeans. Gemischt mit anderen essbaren Algen, gilt Laminaria als äußerst hochwertige Eiweißquelle für die Nahrungsmittelindustrie. In den Küstengebieten Europas werden diese Algen als Viehfutter und zum Düngen verwendet.

Laminaria-Arten haben die Besonderheit, die Aufnahme des Mineralstoffes Magnesium in den Organismus um bis zu 40% zu steigern. Magnesium spielt eine wichtige Rolle für das Nervensystem und bei der Heilung von Blutarmut. Ein weiterer interessanter

Wirkstoff in Braunalgen ist das Laminin, eine basische Aminosäure, die sich in klinischen Versuchen als hilfreich bei Bluthochdruck erwiesen hat.[39]

Lebenselixier Jod
Die vielleicht wichtigste Komponente in Braunalgen ist ihr natürlicher Jodgehalt. Unsere Schilddrüse braucht Jod für die Produktion ihrer Hormone Thyroxin und Trijodthyronin. Fehlt dieses Spurenelement, reagiert sie mit einer Gewebsvermehrung (Kropf) und versucht so, mehr Jod aus der Nahrung herauszufiltern. Extremer Jodmangel ist besonders in der Schwangerschaft gefährlich, weil das ungeborene Kind geistige Schäden (Kretinismus) davontragen kann. 240μg Jod reichen aus, um alle Körperfunktionen im Gleichgewicht zu halten, diese winzige Menge ist aber für ein normales Funktionieren des Stoffwechsels unabdingbar. Künstliche Jodierung von Kochsalz bleibt umstritten, das Jod in Algen ist dagegen organisch gebunden und durch seine Ähnlichkeit mit Thyroxin für die Schilddrüse sofort verwertbar. Der US-Autor und Pharmakologe Dr. Daniel Mowrey stellte fest, dass Schildrüsenerkrankungen und deren Folgen bei Japanern, die regelmäßig Meeresalgen essen, praktisch unbekannt sind.[40] Die oft berichtete Gewichtsregulierung durch den »Heiligen Trank« dürfte vor allem mit seiner ausgleichenden Wirkung auf die innersekretorischen Drüsen durch Kelp sowie der jodhaltigen Brunnenkresse (siehe unten) zu tun haben.

Der Tod sitzt im Darm
Diese alte Weisheit hat ihre Berechtigung, weil nur eine reibungslose Verdauung die Gesundheit des Körpers garantiert. Algen sind durch die enthaltene Alginsäure ein effektives Darmreinigungs- und Darmpflegemittel. Laminaria digitata ergänzt sich hier in **Original Indian*Essence** ausgezeichnet mit der Rotulmenrinde. Bei längerem Verzehr von Algen können sogar bereits in den Knochen

abgelagerte Isotope (aus radioaktiver Verstrahlung) wieder gelöst und ausgeschieden werden. Das ergaben japanische Versuche nach der Atombomben-Katastrophe von Hiroshima.

Eine regelmäßige Entgiftung und Reinigung des Organismus ist auch wichtig bei allen Hautkrankheiten und diversen Allergien, die in der Regel nur ein Spiegel für Schädigungen der Darmschleimhaut sind. Auch rheumatische Schmerzen oder Migräne treten oft als Ergebnis einer lang dauernden inneren »Vergiftung« auf. Dem wirken Braunalgen entgegen, weshalb sie in der Rezeptur von **Original Indian*Essence** eine sehr wichtige Komponente darstellen.

Ob Algen eine spirituelle Botschaft haben? Ich meine, es genügt, wenn sie uns daran erinnern, dass unsere Vorfahren aus dem Meer stammen und wir dieses empfindliche Ökosystem erhalten müssen, wollen wir nicht selbst zu Grunde gehen.

Brunnenkresse (Nasturtium officinale) – engl. Watercress
Familie: Kreuzblütler (Cruciferae / Brassicaceae)

Inhaltsstoffe: Senfölglykoside (Glykonasturtiin), Schwefelverbindungen, Vitamine A, C, D, E, Kalium, Mikroelemente (v. a. Eisen und Jod)
Wirkung: keimtötend und desinfinzierend, schleimlösend (sekretolytisch), harntreibend, galletreibend, verdauungsfördernd, blutreinigend, fiebersenkend, stoffwechselanregend, durchblutungsfördernd (hyperämisierend), blutzuckersenkend (?)
Bestandteil in Original Indian*Essence: Kraut

Die echte Brunnenkresse ist fast jedem als Beigabe zu Wildkräutergerichten bekannt. Sie wird in rohem Zustand für Blutreinigungskuren empfohlen, es stimmt jedoch keinesfalls, dass sie in getrockneter Form bzw. als Tee wertlos wäre. Roh kann das Kraut im Gegenteil zu Blasenreizungen führen. Als Bestandteil von **Original Indian*Essence** entfaltet die Brunnenkresse desinfizierende, reinigende und zellschützende Eigenschaften.

Die neun Bestandteile von Original Indian*Essence

Schon in der mittelalterlichen Klostermedizin wurden die »wärmenden und trocknenden Kräfte« der Brunnenkresse gerühmt, weshalb sie Krankheiten der Harnwege, Verdauungsorgane und Atemwege gleichermaßen lindere. Das *Lorscher Arzneibuch* erwähnt den Nutzen dieses reinigenden Krautes gegen Hautleiden. Hildegard von Bingen empfahl gedünstete (!) Brunnenkresse bei Gelbsucht und Verdauungsschwäche.[41] Der berühmte Schweizer Forscher und Naturheilspezialist Alfred Vogel stellte wiederholt fest, dass die Brunnenkresse zu den hochwirksamen natürlichen Antibiotika gehört – neben Kapuzinerkresse, Meerrettich (Kren) oder Knoblauch.[42]

Von einiger Bedeutung ist der hohe Jodgehalt der Brunnenkresse, der – wie schon unter Kelp beschrieben – ausgleichend auf die Schilddrüse wirkt. Ihre übrigen Inhaltsstoffe machen die Brunnenkresse zu einem Mittel gegen alle Schwächen der innersekretorischen Drüsen (Bauchspeicheldrüse, Leber, Gallenblase usw.), auch eine günstige Wirkung auf den Blutzucker wird vermutet. Der Gehalt an den antioxidativen Vitaminen A, C, D und E macht die Pflanze nicht nur zu einem idealen Helfer gegen Erschöpfung und Müdigkeit, sie gehört damit auch zu den krebsvorbeugenden Heilkräutern und ist ein effektives Blutreinigungs- und Aufbaumittel.

Dr. James A. Duke empfiehlt Brunnenkresse, zusammen mit Ingwer, als Tee gegen Erkältung, Fieber und Husten. Der US-Pharmazeut und Autor Dr. Albert Leung berichtet, wie Brunnenkresse zur Zeit des Eisenbahnbaues von chinesischen Einwanderern erfolgreich gegen die weit verbreitete Tuberkulose eingesetzt und später auch in China bekannt gemacht wurde.[43]

Botschaft der Brunnenkresse aus spiritueller Sicht: Diese Pflanze braucht viel Wasser, an zu trockenen Standorten geht sie ein. Auch wir müssen im Leben einen Platz finden, wo wir nicht verdorren – wo wir geschätzt werden und sein dürfen, wer wir sind. Niemand kann ohne Anerkennung und Liebe auf Dauer glücklich sein.

Rotklee (Trifolium pratense) – engl. Red clover
Familie: Schmetterlingsblütler (Fabaceae/Leguminosae)

Inhaltsstoffe: Glykoside, Saponine, Tannine, Gerb- und Schleimstoffe, Phytoöstrogene vom Typ Isoflavone (Genistein, Daidzein, Formonontein, Biochanin A), organische Säuren, Farbstoffe u. a.
Wirkung: zusammenziehend (adstringierend), entzündungshemmend, epithel- und narbenbildend (hautwirksam), hormonstimulierend, krebsvorbeugend (antikanzerogen), tumorhemmend (antiangiogenetisch)
Bestandteile in Original Indian*Essence: Blüten

Rotklee ist im deutschsprachigen Raum seit kurzem in aller Munde. Nach dem kläglichen Scheitern der vielgepriesenen Hormonersatztherapie gegen Wechseljahrbeschwerden haben die Forscher sich vermehrt den Phytohormonen aus Pflanzen zugewandt. Dabei »entdeckte« man wieder die besonderen Eigenschaften des Rotklees, die allerdings schon im Mittelalter bekannt waren. Ebenso wussten die Indianer über den Wert von Rotkleeblüten gegen Frauenleiden längst Bescheid. Extrahiert und verkapselt werden derzeit bestimmte Inhaltsstoffe des Rotklees als Designerpräparate verkauft. Billiger und genauso gut (wegen der synergistischen Wirkung sogar besser) wäre es, einfach den Tee zu trinken. In **Original Indian*Essence** vereinen sich die Kräfte des Rotklees mit anderen hormonwirksamen Pflanzen wie der Klette, dem Kardobenediktenkraut und der Brennnessel.

Die Volksheilkunde empfiehlt Tee aus Rotklee gegen Husten und Bronchialkatarrh, bei Durchfall und Magenbeschwerden. Die Anwendung bei Frauenleiden im Zusammenhang mit Menstruation und Klimakterium (Wechseljahre) ist ebenso lange bekannt. Äußerlich waren Umschläge mit Rotkleeabsud gegen verschiedenste Hautleiden üblich. Ein großer Vorteil von Rotklee-Tee ist sein guter Geschmack, weshalb Rotkleeblüten auch vielen anderen Heilkräutertees zugegeben wurden.

Rotklee ist eine unspektakuläre, »harmlose« Pflanze, was Forscher gerne mit »unwirksam« gleichsetzen, aber das genaue Gegenteil scheint hier der Fall zu sein. Rotklee enthält 1 bis 2,5 % sekundäre Phytochemikalien vom Typ Isoflavone. Diese Stoffe wirken wie körpereigene Hormone und sind ausgezeichnet geeignet, um Beschwerden zu beseitigen, die auf Hormonmangel beruhen. Dabei ist dieser Tee für Frauen wie Männer heilsam (letztere sind bekanntlich ebenso von den »Wechseljahren« betroffen). Es sind vor allem vier Substanzen, die die Wirkung von Rotklee ausmachen: Genistein (im Rotklee ist der 50-fache Gehalt von Sojabohnen, der zweitbesten Quelle), Daidzein sowie deren biochemische Vorstufen Biochanin A und Formonontein.

Dr. James A. Duke schreibt, dass Genistein sich in Forschungen als anti-angiogenetisch erwiesen hat. Als Angiogenese bezeichnet man jenen Vorgang, mit dem Krebstumore sich ihre Versorgung aus umliegenden Geweben sichern. Genistein wirkt dieser Aktivität entgegen. Außerdem ergab eine US-Studie, dass Frauen nach den Wechseljahren, die sich 2 Wochen lang mit viel Soja und Rotklee ernährten, bereits einen deutlich höheren Östrogenspiegel aufwiesen als Vergleichspersonen.[44] Dr. Duke berichtet weiters, ein Unternehmer habe ihn nach einer Quelle für 50 Tonnen Rotklee gefragt. Er wollte daraus nämlich einen gesunden Kautabak herstellen. Rotklee hat sich in diesem Zusammenhang als generelle Hilfe beim Abgewöhnen des Rauchens erwiesen, denn der Tee mindert offensichtlich das Verlangen nach Tabak.[45] Wenn Sie »es« daher lassen möchten: die eine oder andere Tasse Tee aus Rotkleeblüten wird diese Entscheidung wirksam unterstützen.

Botschaft des Rotklees aus spiritueller Sicht: Im Einfachen liegt oft große Kraft. Der gewöhnliche »Wiesenklee« enthält offenbar ein Heilpotenzial, das man kaum in ihm vermuten würde. Jedes Leben, und sei es noch so unscheinbar, ist gleich wertvoll, und wenn wir näher hinsehen, entdecken wir oft wahre Wunder. Lernen wir wieder, auf das Einfache zu achten.

Wie Original Indian*Essence® wirkt

Nach Meinung der indianischen Schamanen handelt es sich, wie schon oben erklärt, bei jeder Krankheit um eine spirituelle Verunreinigung. Diese wirkt sich auch in den mentalen, seelischen und körperlichen Bereichen aus. Sie trennt uns von der göttlichen Harmonie. Da Pflanzen jedoch eine »Seele« haben, können sie ihre Energien auf besondere Weise vereinigen. Die nichtstoffliche, wissenschaftlich kaum fassbare Heilkraft solcher Mischungen geht somit weit über die rein pharmakologischen Wirkungen der einzelnen Kräuter hinaus – ein Prinzip, das z. B. auch in der tibetischen Medizin vorherrscht. Dort existieren Heilmittel mit bis zu 165 Zutaten. Diese so genannten »Juwelenpillen« bewirken unter der Anleitung tibetischer Ärzte ganz erstaunliche Heilungen. Und für »überirdische« Einflüsse (z. B. Mondphasen oder astrologische Daten), die ein Heilmittel besonders effektiv machen, haben die Tibeter ebenfalls ein Wort: Sie nennen dieses Phänomen »Tendrel«.[46]

Heilen auf indianisch

Heilung bedeutet für die Indianer, zuerst die Harmonie des kranken Menschen mit dem »großen Geist« wieder herzustellen (Aktivierung des höheren Selbst). Dann wird der Kanal zwischen diesem »Höheren Selbst« und dem »Mittleren Selbst« (Denkkörper) gereinigt. Als nächstes gelangen die heilenden Schwingungen über das »Emotionale Selbst« (Gefühlswelt) an das Unbewusste, unser »Niederes Selbst«. Dieser »innere Arzt« leitet schließlich die Heilimpulse an den physischen Körper weiter. Es erfolgt also eine Besserung von »oben nach unten« – nicht wie in der Schulmedizin üblich von »unten nach oben« (wobei es meist beim Unten bleibt). In der ärztlichen Praxis zeigt sich ja oft deutlich, dass eine Beseitigung körperlicher Symptome ohne Aufarbeitung der seelisch-geistigen Dimension zu keiner echten Heilung führt. Es kommt irgendwann auch zu psychischen Störungen und immer neuen Leiden, oder der

Körper reagiert mit dem völligen Chaos Krebs. Meist fehlt nämlich das, was die Schamanin White Swallow mit ihrer Aufforderung »Keep the spirit alive« ausdrückt: »Halte den Geist in und über dir lebendig!« (... damit du wahrhaft gesund werden kannst.)

Entgiftung, Reinigung, Heilung
Nach Ansicht der Indianer wirkt **Original Indian*Essence** auf allen Ebenen heilsam und gesundheitsfördernd. Viele Patienten geben an, dass sie nach der Einnahme ruhig werden und ihre Schmerzen nachlassen. Manche sprechen auch von »Hitzeschüben« oder »Wallungen«, was nach Meinung der Schamanen ein gutes Zeichen für die beginnende innere Reinigung ist.

Der Schlüssel zur Gesundheit liegt immer in einer Entgiftung des Organismus, was zu Anfang mit unangenehmen Symptomen verbunden sein kann. Die Beschwerden können sich kurzzeitig etwas verschlimmern, wie es ja auch bei Fastenkuren oder bei homöopathischen Therapien der Fall ist. **Original Indian*Essence** beeinflusst das Immunsystem im Sinne einer erwünschten Reaktion, es unterstützt, wie die Praxis zeigt, die natürliche Entgiftung und fördert die gesunde Blutbildung. Der leicht bittere Geschmack regt die Geschmacksnerven zu einer Regeneration an. Durch unsere alltägliche, »angenehme« Kost sind diese meist abgestumpft. Die alte Volksweisheit »Bitter für den Mund, für den Körper gesund« hat tatsächlich ihre Berechtigung. Wer öfter Kräutertees trinkt, wird **Original Indian*Essence** aber kaum als bitter empfinden. Auf den Magen und die Darmflora wirkt die Tee-Essenz aufgrund der enthaltenen Bitter-, Gerb- und Schleimstoffe äußerst günstig. Verstopfungen bessern sich und der Stuhlgang wird normalisiert. Anfangs kann es zu etwas dünnerem Stuhl kommen, was aber mit fortgesetzter Einnahme aufhört.

Die größten Sünden unserer modernen, sitzenden Lebensweise zeigen sich in einer Einschränkung der Brust- und Bauchregion (»Solarplexus«). Ohne ausreichende Bewegung verkümmern die

Rücken- und Bauchmuskeln, und auch der Darm verlangsamt seine Tätigkeit. Oft glauben wir, nicht einmal mehr die Zeit zu haben, dem Stuhldrang nachzugeben. Die Folgen sind gravierend. Der Darminhalt beginnt zu gären und überschwemmt den Körper mit Giftstoffen, die auch der Leber, Galle und Bauchspeicheldrüse schaden. Versucht man diesen Zustand auch noch mit chemischen Abführmitteln zu beheben, schließt sich der Teufelskreis von schlechter Verdauung und Stoffwechselleiden. »Selbstmord« durch schleichende innere Vergiftung ist somit kein Schauermärchen, sondern traurige Realität. Dem kann man jedoch vorbeugen.

Zahlreiche Menschen haben dank der reinigenden Wirkung von **Original Indian*Essence** bereits Linderung und sogar Heilung ihrer Beschwerden erfahren. Ärzte und Heilpraktiker empfehlen den Tee ihren Patienten, weil sie beobachten konnten, dass er hilft. In Europa wie auch in Nordamerika zeigte die Praxis, dass **Original Indian*Essence** als gesundes »Lebensmittel« insbesondere für eine Besserung bzw. Ausheilung folgender Krankheiten und Beschwerden nützlich war: Asthma, diverse Allergien, Arthritis und rheumatischer Formenkreis, Diabetes, Kopfschmerzen und Migräne, Hautprobleme bis hin zu Schuppenflechte und Neurodermitis, Magen- und Darmstörungen, Schilddrüsenprobleme, Prostata- und Blasenbeschwerden, Nierenschwäche, Blutdruckprobleme, Schwindel und manche »psychisch bedingten« Leiden. Selbst bei Impotenz oder Alzheimer scheint der Tee wertvoll zu sein. So genannte »Autoimmunstörungen« (Krankheiten, bei denen der Körper gleichsam allergisch auf sich selbst reagiert) und diverse Krebsformen wurden durch **Original Indian*Essence** in vielen Fällen sehr positiv beeinflusst, wie es von einem abwehrstärkenden Mittel zu vermuten ist. Als angenehme »Nebenwirkung« berichten übergewichtige Anwender immer wieder von einer Gewichtsabnahme, wobei Energie und Lebensfreude wiederkehren.

Kein Wundermittel

Ich möchte hier, wie an anderen Stellen des Buches, ausdrücklich betonen, dass die Tee-Essenz **nicht** als Allheilmittel gesehen werden darf und auch nicht als solches angepriesen wird. Die Absprache der Einnahme mit Ihrem Arzt oder Therapeuten ist immer günstig und erwünscht, vor allem wenn Sie regelmäßig auf Medikamente wegen Asthma, Diabetes, einer Herzerkrankung oder anderen chronischen Leiden angewiesen sind. Original Indian*Essence stört der bisherigen Erfahrung nach keine andere Therapie. Zu betonen bleibt dennoch, dass die letzte Entscheidung, welche Wege zur Heilung Sie nutzen, bei Ihnen – und nur bei Ihnen – liegt. Ärzten, welche die Naturheilkunde aus Prinzip ablehnen, sollten Sie genauso kritisch gegenüber stehen wie gewissenlosen Quacksalbern, die behaupten, alles zu können, und Sie von einer ärztlichen Diagnose und Therapie abhalten wollen. Natürlich kann es sein, dass **Original Indian*Essence** in manchen Fällen nicht hilft. Kein existierendes Heil- oder Gesundheitsmittel ist für jeden richtig. Auch das muss man akzeptieren und mögliche Ursachen bzw. Alternativen überlegen. Bitte bedenken Sie schließlich auch, dass jede Heilung Zeit braucht. Wenn Krankheiten über Monate oder Jahre entstanden sind, kann es ebenso lange dauern, bis der Organismus sich wieder vollständig erholt hat. Geben Sie also nicht vorzeitig auf.

Zubereitung und Einnahme von Original Indian*Essence®

Original Indian*Essence ist kein gewöhnlicher Kräutertee, sondern eine Tee-Essenz. Da das Produkt frei von allen Konservierungs- und Zusatzstoffen ist, muss es immer frisch zubereitet, im Kühlschrank gelagert und innerhalb von etwa zwei Wochen aufgebraucht werden. Das entspricht meiner eigenen Erfahrung. Sollte der Geschmack sich merklich verändern, ist es besser, Sie beglücken mit dem Rest Ihre Zimmerpflanzen und kochen eine neue Portion.

Wählen Sie für die Zubereitung von **Original Indian*Essence** einen Abend, an dem Sie sich ruhig auf die Herstellung des Tees konzentrieren können. Sie sollten mit ihren Gedanken möglichst ganz bei Ihrer Aufgabe sein. Das ist kein »Hokuspokus«, sondern hat mit der nötigen Hingabe an das zu tun, was Sie mit diesem Vorgang zu Ihrer Gesundheit beitragen.

Heilkraft aus der eigenen Küche
Sie brauchen einen großen Kochtopf aus Edelstahl oder Email (kein Aluminium), einen Kochlöffel aus Holz (kein Plastik oder Metall) und einen Messbecher. Ein Beutel (25g) **Original Indian*Essence** ergibt je einen Liter fertige Tee-Essenz, eine Packung somit drei Liter Tee, der für mehrere Wochen reicht.

1. Geben Sie 1¼ Liter (12,5 dl) gutes, frisches Wasser (kein Mineralwasser, kein destilliertes Wasser!) in den Kochtopf, und bringen Sie es zum Kochen. Etwa ein Viertelliter wird verdampfen.
2. Sobald das Wasser kocht, ziehen Sie den Topf von der Herdplatte und rühren mit dem Holzlöffel den Inhalt des Beutels vorsichtig ins Wasser ein. Bereits nach wenigen Minuten entfaltet **Original Indian*Essence** seine Wirkung und spezielle »Aura«. Rühren Sie im Gegenuhrzeigersinn! Laut Information eines indianischen Schamanen sollen die Moleküle der Tee-Bestandteile nämlich linksherum drehen. Linksseitiges Rühren verstärke somit die heilsame Schwingung der Tee-Essenz. Der Hinweis klingt magisch, zugegeben, aber was kann es schaden?
3. Setzen Sie den Topf wieder auf die Herdplatte, und lassen Sie das Ganze nun zugedeckt bei leichter Hitze 15 bis 20 Minuten köcheln. Danach den Topf von der Kochplatte nehmen. Geben Sie Reste von Kräutern am Rand oder Deckel des Geschirrs mit

Zubereitung und Einnahme

dem Kochlöffel zurück ins Wasser, decken den Topf wieder zu und lassen ihn über Nacht bei normaler Raumtemperatur stehen.
4. Am nächsten Morgen den Inhalt des Topfes umrühren und nochmals erwärmen, jedoch nicht mehr kochen. Wieder von der Herdplatte nehmen und nochmals 20 Minuten stehen lassen. Danach den Inhalt nach Belieben durch ein feinmaschiges Sieb oder Teefilter in eine sehr saubere Glasflasche gießen. Abkühlen lassen und dann verschlossen im Kühlschrank lagern. Gute Kühlung ist sehr wichtig, jedoch keinesfalls einfrieren!

Es ist übrigens nicht unbedingt nötig, die Tee-Essenz nach der Zubereitung zu filtern, einfaches Abgießen reicht. Der entstehende Bodensatz in der Einnahmeflasche stellt eine gesunde Ballaststoffquelle dar und kann bedenkenlos mitgetrunken werden. Separat im Kühlschrank aufbewahrt, liefern die verbleibenden Kräuter während Ihrer Teekur einen beruhigenden Badezusatz, ein wirksames Gesichts- und Körper-Peeling oder dienen als heilende Auflage auf schmerzende Körperstellen. Sie können damit sogar Salatdressings bereiten oder etwas davon unter Tierfutter mischen. Pflanzen sind dankbar für diesen hochwertigen Dünger. Die Tee-Essenz selbst können Sie in einer Menge von 2 EL pro Liter dem Blumengießwasser zugeben. Wie Tierärzte berichten, nehmen auch kranke Tiere gerne Trinkwasser, dem etwas **Original Indian*Essence** beigemischt wurde. Äußerlich können Sie die Tee-Essenz für Umschläge benutzen (wirksam bei allen Hautirritationen) oder sie z. B. als Nasentropfen anwenden.

Einnahme und Dosierung
Zur Gesundheitsvorsorge und allgemeinen Stärkung des Immunsystems wird die Einnahme von je 2–3 EL **Original Indian*Essence** morgens auf nüchternen Magen und abends vor dem Schlafengehen empfohlen. Verdünnen Sie die 2 EL Tee-Essenz mit der glei-

chen Menge heißem oder kaltem Wasser, und trinken Sie das Ganze bewusst in kleinen Schlucken.

Als Entgiftungs- und Reinigungskur auf allen Körperebenen morgens, mittags und abends je eine halbe Teetasse **Original Indian*Essence**, ebenfalls mit Wasser verdünnt, auf die oben beschriebene Weise einnehmen. Die empfohlene Dosis von dreimal einer halben Tasse täglich kann bei guter Verträglichkeit ohne Bedenken verdoppelt werden.

Bei Kindern mit sehr kleinen Mengen beginnen und die Wirkung beobachten. Es wird die halbe Erwachsenendosis empfohlen (2–3 TL zwei- bis dreimal täglich), ebenfalls verdünnt mit der gleichen Menge heißem oder kaltem Wasser.

Während der Einnahme von **Original Indian*Essence** sollten Sie versuchen, die Wirkung durch positive Gedanken zu verstärken. Stellen Sie sich etwa vor, wie gleichzeitig ein helles, warmes Licht ihren ganzen Körper und besonders die schmerzenden Stellen durchflutet. Einprägsame Sätze, wie man sie beim autogenen Training verwendet, sind sehr nützlich, z. B. »Es geht mir jeden Tag besser«, »Ich werde gesund« oder »Alles wird gut« (Keine Sätze wählen, die das Wort »nicht« enthalten!). Je kürzer diese Formeln sind, die Sie laut oder leise zu sich sprechen oder auch nur intensiv denken, umso besser werden Ihr Körper und Ihr Geist darauf reagieren. Positive Vorstellungsbilder in jeder Form helfen dabei, die Vision von Gesundheit und Heilung Wirklichkeit werden zu lassen. Eigentlich ist dies ja zugleich die richtige Form des Betens. Wenn Sie um etwas bitten, sollten Sie sich immer vorstellen, dass Sie das Gewünschte bereits erhalten haben. Genau das meint auch die Bibel, wenn vom Bergeversetzen die Rede ist.

Hinweise und Vorsichtsmaßnahmen

Gesunde profitieren bei regelmäßiger Einnahme von der reinigenden Wirkung des »Heiligen Trankes«, weil er u. a. das Säure-Basen-Gleichgewicht des Körpers wieder herstellt. Bei guter Verträglichkeit oder Krankheit kann die Normaldosis, wie schon erwähnt, gefahrlos erhöht werden (Versuche mit bis zu einem Liter täglich über mehrere Tage ergaben bei Tests keine negativen Wirkungen). Horchen Sie nach innen, Ihr Körper sagt Ihnen deutlich, was er braucht.»Viel hilft viel« gilt aber, wie in der gesamten Phytotherapie, auch für **Original Indian*Essence** nicht! Wichtig ist die regelmäßige und bewusste Einnahme.

Leichter Durchfall, Kopfschmerzen oder leichte Übelkeit können anfangs als Folge der reinigenden Wirkung von **Original Indian*Essence** auftreten. Setzen Sie in diesem Fall die Einnahme einige Tage aus, und achten Sie darauf, genügend Wasser zu trinken. Dann beginnen Sie nochmals mit einer sehr geringen Dosis (1–2 EL dreimal täglich) und steigern abermals. Falls die Störungen länger als zwei Wochen anhalten, konsultieren Sie bitte einen Arzt/ Heilpraktiker, um die Situation abzuklären. Theoretisch ist es möglich, dass Sie auf einen Bestandteil in **Original Indian*Essence** (z. B. auf Korbblütler) überempfindlich reagieren. Dies wurde aber in der Praxis noch nicht beobachtet und ist ein Problem, das sich bei allen Kräuterzubereitungen stellt. In seiner Gesamtheit wirkt **Original Indian*Essence** hypoallergen, d. h. Allergien werden gebessert. Vorsicht wäre bei einer echten Jodallergie (sehr selten) oder extremer Schilddrüsenüberfunktion geboten. Meist hat die scheinbare Unverträglichkeit aber andere Gründe. Der Umgang mit pflanzlichen Mitteln soll sich bewusst und verantwortungsvoll gestalten. Falsch wäre es jedoch, von anfänglichen »Startschwierigkeiten«, die eine innere Umstellung und Reinigung des Organismus anzeigen, auf die Schädlichkeit des Tees zu schließen – wie das manche »Experten«, die wenig bis gar nichts von Naturheilkunde verstehen, immer wieder gerne tun. Wenden Sie sich im Zweifelsfall mit Fragen an die IWF sowie einen phytotherapeutisch geschulten Arzt oder Heilpraktiker.

Schwangerschaft und Stillzeit

Obwohl keine Berichte über schädliche Wirkungen bekannt sind, wird aus Gründen der Vorsicht empfohlen, **Original Indian*Essence** während der Schwangerschaft und Stillzeit nicht einzunehmen. Ich würde allerdings meinen, dass der Tee wegen seiner entgiftenden Eigenschaften und der ausgleichenden Wirkung auf die Schilddrüse (durch Kelp) jedenfalls in der Zeit vor einer geplanten Schwangerschaft sehr günstig ist. **Original Indian*Essence** enthält jedoch Pflanzen, deren Inhaltsprofil noch nicht so weit abgeklärt wurde, dass negative Folgen während einer Schwangerschaft sicher auszuschließen wären (allerdings ist die Wirkung einzelner Pflanzen immer anders als im Verband mit weiteren Kräutern). Generell muss man dennoch abraten. Vielleicht können Sie einen Therapeuten finden, der damit Erfahrung hat.

So helfen Sie Ihrem inneren Arzt

Original Indian*Essence kann die Heilung alltäglicher Beschwerden, aber auch ernster Erkrankungen sehr wirkungsvoll unterstützen – gleich welche Therapien Sie sonst anwenden. Sehr wesentlich für einen ganzheitlichen Heilungsprozess ist jedoch auch die Änderung von Fehlverhalten und falschem Denken. Stress und Hektik sollten Sie so weit als möglich aus Ihrem Leben verbannen. Eine Ernährungsumstellung ist besonders wichtig, wenn Sie gewohnt sind, viel Fleisch, denaturierte Nahrungsmittel (Weißmehl, Zucker) und »Fastfood« zu essen. Der Verzicht auf Alkohol und Rauchen sollte logisch sein. Ich konnte feststellen, dass sich **Original Indian*Essence** sehr gut mit der Einnahme von Honig und Blütenpollen verträgt – Gesundheitsmittel, die von den Indianern ebenfalls seit Jahrhunderten genutzt wurden. Ich habe mir außerdem angewöhnt, jede neue Portion Tee-Essenz möglichst am Tag des Voll- oder Neumondes zuzubereiten, weil dann – wie ich meine –

die nährenden bzw. ausleitenden Eigenschaften der Ingredienzen voll zur Geltung kommen.

Zur Harmonie finden
Alles, was die innere Harmonie gefährdet, kann dazu beitragen, ein Leiden aufrecht zu erhalten. Viele Menschen bleiben krank, weil sie zu notwendigen Veränderungen nicht bereit sind. Sie ziehen es vor, sich vom Arzt Pillen verschreiben zu lassen, um die Symptome einer Krankheit rasch zu »beseitigen«. Wirkliche Heilung finden sie dadurch nicht, im Gegenteil: Bleibt alles beim Alten, folgt ein Leiden dem anderen. Das größte Übel unter »zivilisierten« Menschen ist, dass wir nicht erkennen wollen, wer wir sind, woher wir kommen und wohin wir gehen. Wir haben unsere Wurzeln verloren, und das tut niemandem gut. Sagen Sie an dieser Stelle nicht: »Für so etwas habe ich im Alltag keine Zeit!«, das sind Ausreden. Kurze Augenblicke der Besinnung kann jeder täglich für sich finden, sei es morgens vor dem Aufstehen oder abends vor dem Einschlafen. Vergessen Sie einmal das Fernsehen und andere laute »Vergnügungen«, und machen Sie einen Spaziergang in freier Natur. Selbst in einem Stadtpark können Sie lernen, die Stimme eines Vogels oder das Rauschen der Blätter wahrzunehmen – Sie müssen es nur wollen. Falls Sie das aber nicht mehr schaffen, ist eine Reduktion Ihres »Lebenstempos« ohnehin dringend angebracht. Vergessen Sie nicht, dass Sie sterblich sind und dass Sie heute tun müssen, wofür es morgen vielleicht schon zu spät ist. Wenn wir von dieser Erde gehen, nehmen wir nur mit, was wir selbst geworden sind, alles andere bekommen die Erben!

Gerade wenn Sie in der Stadt leben, besuchen Sie regelmäßig eine gute Buchhandlung. Ihre Intuition wird Sie bald zu den »richtigen« Büchern führen. Schauen Sie auch öfters in Reformhäusern vorbei, und lassen Sie sich über gesunde Ernährung beraten. All das macht viel mehr Spaß, als sich das zehnte Paar Schuhe zu kaufen. Üben Sie sich vor allem im Konsumverzicht. Es ist ungemein erleichternd, sich einmal klar zu machen, was man alles nicht braucht! Spenden Sie lieber ab und zu etwas Geld für eine gute Sache. Ersetzen Sie den nächsten geplanten »Shoppingtrip« durch ein Treffen mit lieben Menschen, oder schenken Sie Ihrem Partner und Ihren Kindern mehr Zeit und echte Aufmerksamkeit. Versuchen Sie, bewusst und gerne zu geben, statt immer nur etwas haben zu wollen – lernen Sie aber auch das Nein-Sagen, und schaffen Sie Raum für sich selbst und das heilsame Alleinsein. Ihr ganzes Leben wird sich dadurch zum Positiven verändern.

»Dieser Tee hilft wirklich« – Erfahrungsberichte von Anwendern

Auf ihren vielen Reisen konnte sich Dr. Martina Kässner-Fischer über die Wirkung des von ihr »entdeckten« indianischen Trankes ein Bild machen. Schon während ihrer ersten Tour durch Kanada nahm sie aus einer kleinen Flasche mit **Original Indian*Essence** zweimal pro Tag die übliche Dosis. Nach der Rückkehr in die Schweiz erwartete sie den Beginn der »psychosomatischen Störungen«, welche sie nach langen Flugreisen regelmäßig einholten. Doch nichts geschah, der »Jetlag« blieb diesmal völlig aus. Auch ihre Verdauung, die sonst unter dem unsteten Wanderleben litt, funktionierte plötzlich ohne Probleme. Seither ist Dr. Martina Kässner-Fischer von **Original Indian*Essence** restlos überzeugt und will auf ihre tägliche Tee-Ration nie mehr verzichten. Dass ihr Mann die Wiederherstellung seiner Gesundheit **Original Indian*Essence** verdankt, konnten Sie bereits lesen. Inzwischen häufen sich die Erfolgsberichte über den »Heiligen Trank« der Ojibwa und Cree-Indianer. Einige dieser »Testimonals«, wie man sie im Englischen nennt, möchte ich Ihnen hier deshalb nicht vorenthalten.

Mehr als nur Zufall – die erste Begegnung mit »Utinam«

Auf Dr. Martina Kässner-Fischers Suche nach dem Lebenselixier »Utinam« ereigneten sich in der Tat erstaunliche Dinge. Dazu gehörte insbesondere die Begegnung mit Jack C. (77), Fotoreporter aus Kanada. Sie erzählt darüber:

»1994, während unserer ersten Reise quer durch Kanada, machten mein Mann und ich auf dem Parkplatz vor dem berühmten ›Terry Fox Memorial‹ in Thunderbay die Bekanntschaft des Fotoreporters Jack C. und seiner Frau Joan. Nach etwas Fachsimpelei über unseren exotischen Citroën 2CV-6 Charleston fragte ich Jack, ob er je etwas von einem indianischen Wundertee namens Utinam gehört habe. Erstaunt, ja fast erschrocken, meinte er daraufhin, ob ich Hellseherin sei. Er öffnete den Kofferraum seines Wagens und nahm aus der Kühltasche eine braune Flasche. Die darin enthaltene Tee-Essenz, so erzählte er mir dann, habe er erstmals vor einigen Jahren von einer Schamanin im Eagle Creek Valley erhalten, und er verdanke dieser Medizin buchstäblich sein Leben. Jack litt damals an fortgeschrittenem Prostata- und Blasenkrebs, die Ärzte gaben ihm keinerlei Überlebenschance mehr und hatten nur noch Morphium gegen die Schmerzen anzubieten.«

Seine Frau Joan berichtete weiter, wie sie in ihrer Verzweiflung den Tee-Sud für Jack gleich in dreifacher Dosis und Stärke zubereitet und ihrem bis auf die Knochen abgemagerten Mann gegeben habe, schließlich ging es um Leben und Tod. Dazu Jack, der nunmehr gesund und gutgelaunt vor den Fischers stand: »Halleluja – das Zeug wirkte ... und wie!« Drei Monate später zeigten die erneut durchgeführten ärztlichen Tests kein Krebsgeschehen mehr, Jack konnte wieder normal essen und hatte zugenommen. Seine Geschichte wurde als »unerklärliche Spontanheilung« zu den Akten gelegt. »Ich danke dem Creator und dieser hilfreichen Schamanin. Den Tee trinke ich weiterhin«, sagte er fröhlich, »ich habe nämlich vor, hundert und mehr Jahre alt zu werden ...«

Die Fischers waren wirklich verblüfft. Jack C. half ihnen zudem, ihre Suche nach »Utinam« in die richtige Richtung zu lenken. Das Treffen stellte sich als wahrhaft glückliche Fügung heraus.

Der Erfolg gibt den Anwendern Recht

Original Indian*Essence entfaltet, wie begeisterte Anwender aus dem deutschen und englischen Sprachraum inzwischen berichtet haben, mitunter ganz erstaunliche Wirkungen. Die meisten Rückmeldungen erfolgen telefonisch, viele machen sich aber auch die Mühe, ihre Erfahrungen mit dem »heiligen Trank« niederzuschreiben. Nicht selten erreichen die IWF handgeschriebene Briefe, die von berührenden Heilerfolgen erzählen. Alle Berichte sind von der IWF dokumentiert. Die Namen und Wohnorte wurden abgekürzt, um die Urheber und Urheberinnen zu schützen.

Erhöhter Blutdruck

Ein besonders kurzer Dankesbrief erreichte die IWF von Frau SR Raphaela B., einer geistlichen Schwester aus B. in der Schweiz. Sie schreibt: »Die Essenz hat meinen Blutdruck reguliert. Ich möchte mit der Kur fortfahren.«
Punktum.

Durchblutungstörungen, seelische Beschwerden (Alzheimer)

Ein geradezu typischer Erfolgsbericht erreichte die IWF von Frau Edith K. aus D. in Deutschland. Sie schrieb in ihrem Brief:
»Von Kindheit an begleiten mich Heilkräuter ... Tinkturen und Johanniskrautöl. Beim Sammeln der Kräuter war ich so ausgewogen glücklich und fühlte mich der Schöpfung so nahe wie sonst nirgends. Die Aura der Kräuter linderte meine Rückenschmerzen und die Sorgen auch!« Und weiter: »Wir trinken **Original Indian*Essence** und sind alle um die 70 Jahre alt. Wir bemühen uns, [uns] selbst zu helfen in eigener Verantwortung, denn wir wollen nicht in einem Pflegeheim landen ...«
Über ihren Bruder, der an Alzheimer im Anfangsstadium leidet, berichtet Frau K., sie habe bei ihm schon nach 10-tägiger Einnahme von **Original Indian*Essence** eine »beachtliche Aufhellung des

Gemüts« beobachten können. An sich selbst stellte sie eine verbesserte Durchblutung fest, »wie in den letzten 44 Jahren nicht«. Schließlich berichtet Frau K. noch von einem Fall, in dem die Gabe von Betablockern (Mittel gegen erhöhten Blutdruck) dank **Original Indian*Essence** um die Hälfte reduziert werden konnte. Der Arzt wisse allerdings nichts davon, woraus man leider schließen muss, dass die Vorurteile gegenüber natürlichen Heil- und Gesundheitsmitteln unter Schulmedizinern nach wie vor groß sind. Statt ihre Patienten in deren Selbstverantwortung zu bestärken, reagieren sie ignorant und ablehnend, was das gegenseitige Vertrauen nachhaltig stört.

Psoriasis, Magen-Darm-Beschwerden, Krebs
Es schrieb Frau Gerda S. aus O. in Deutschland an Frau Dr. Kässner-Fischer, um über die Heilung ihrer eigenen »Krebsgeschichte« zu berichten, welche sie während eines Aufenthaltes bei den Indianern Südamerikas erfuhr. Sie habe sich, so stellt sie fest, nach der ersten Operation jeder weiteren schulmedizinischen Behandlung entzogen und kommentiert ihre Entscheidung mit den Worten: »Ich wollte das nicht! Kurz, für mich begann ein neuer Weg ...« Er führte Frau S. zur vollständigen Gesundheit.

Das Thema indianische Medizin war somit für sie nichts Neues. Von **Original Indian*Essence** war sie restlos begeistert und empfahl es weiter. Über die beobachteten Erfolge schreibt sie:

»Dieser Tee, in Verbindung mit Bach- und Kalifornischen Blütenessenzen, hat erstaunliche Wirkung. z. B.: Heilung von Brustkrebs meiner Freundin, Beseitigung von Prostata-Beschwerden ... selbst der Arzt meinte, das kann nicht sein! Beseitigung von Schlaflosigkeit, Stillstand einer Psoriasis (Schuppenflechte), Beseitigung von Magen-Darm-Beschwerden u. v. m. ...

Meiner Cousine brachte der Tee die Genesung von ihrem Darmkrebs ...«

Eine sehr bewegende Geschichte erzählte Frau Heidi Z. (29) aus W. in Österreich:

»Im letzten Herbst musste (wollte) ich mich einer Abtreibung unterziehen ...« Schon dieser erste Satz spiegelt eine tiefe innere Zerrissenheit, da sich Frau Z., wie sie selbst am Ende ihrer Schilderungen zugab, viele Selbstvorwürfe wegen dieser »Sünde« machte.

Tatsache ist, dass Frau Z. im Gefolge dieser schicksalhaften Ereignisse an Unterleibskrebs erkrankte, was sie innerlich offenbar als gerechte »Strafe« empfunden haben muss. In dieser schweren Zeit stieß sie »zufällig« auf **Original Indian*Essence** und die IWF. Statt sich der empfohlenen Totaloperation mit nachfolgender Chemotherapie zu unterziehen (dies soll nicht zur Nachahmung anregen!), begann sie, den Tee zu trinken, und es geschah Folgendes: Nach ca. 4 Wochen hörten die Schmerzen und täglichen Blutungen auf. Doch eines Morgens erwachte Frau Z. und musste entsetzt feststellen, dass ihr Bett »voll grüner schleimiger Flüssigkeit« war, die sie während der Nacht durch die Scheide verloren hatte. In Panik suchte sie einen Arzt in der Klinik auf, der jedoch nach erfolgter Untersuchung keine Hiobsbotschaft überbrachte, sondern ihr mitteilen durfte, dass alle Krebsgeschwüre im Unterleib vollkommen verschwunden waren.

Der Ekel erregende Ausfluss hatte offenbar zur Reinigung und Entgiftung gedient und Frau Z. die Gesundheit wiedergeschenkt. Erst später erfuhr sie von den Hintergründen der indianischen Heiltradition, wie etwa der »Harmonie mit dem großen Geist«, welche der »Heilige Trank« herstellen kann. Auch wurde ihr klar, dass es für einen liebenden Schöpfer keine unverzeihlichen Sünden geben kann und es meist wir selbst sind, die uns diese Verfehlungen nicht vergeben (wollen). Der »Creator« dagegen lässt immer Mitleid und Gnade walten, wenn wir ihn ehrlich darum bitten. Frau Z. meinte abschließend: »Ich bin sehr dankbar und glücklich, einen neuen Weg über das Spirituelle, Mentale und Körperliche zu mir selbst gefunden zu haben.«

Hier möchte ich hinzufügen, dass solche enthusiastischen Berichte natürlich von der Schulmedizin müde lächelnd abgeschmettert würden. Einzelfälle gelten dort bekanntlich als »wissenschaftlich nicht verwertbar«, und gerade bei Tumoren wird den Geheilten schnell unterstellt, es sei gar kein Karzinom gewesen. Solche Berichte sagen auch nichts darüber aus, welche Erfolge andere Therapien in diesen Fällen gebracht hätten. Jede Art der Behandlung kann erfolgreich sein, wenn der Kranke sie als »seinen Weg« empfindet. Keineswegs will ich hier gegen die konventionelle Medizin anschreiben. Tatsache ist aber, dass Menschlichkeit und Eigenverantwortung nicht auf der Strecke bleiben dürfen und sanfte, nebenwirkungsfreie Therapien dort Vorrang haben, wo der Patient technisch-chemische Methoden aus Überzeugung ablehnt bzw. diese offensichtlich nicht helfen. Wahre Gesundung geschieht letztlich immer durch unsere Selbstheilungskräfte und das Zutun des »Großen Geistes«, wie immer wir diese Kraft auch nennen mögen. Jeder Heiler und jedes Heilmittel kann diese positiven Energien nur unterstützen. Je weniger belastend ein Heilungsweg für die Betroffenen ist, umso besser. Keine Seite hat das Recht, auf exklusives Wissen zu pochen (was die Indianer sowieso nicht tun).

Diabetes

Sehr interessant ist der Bericht von Herrn Peter K. (48) aus B. in Deutschland:

»Heute, am 5. Januar, ist es der 21. Tag, an dem ich wieder ohne Insulin, mit einem normalen Blutzuckerwert komfortabel leben kann. Am 2. Oktober des Vorjahres, nach einem gefährlichen Kreislaufzusammenbruch, wurde mir im Krankenhaus eröffnet, dass ich ein großes Zuckerproblem habe. Nach sieben Tagen Spitalaufenthalt konnte ich dieses mittels zwei Insulin-Spritzen pro Tag selbst unter Kontrolle bringen. Sehr deprimiert und bedrückt ging ich nach Hause mit der katastrophalen Vorstellung, nun bis ans Lebensende dieses ›Spritzen-Regime‹ einhalten zu müssen.

Nach einem Monat mühsamer und schmerzhafter Tagesroutine mit Insulin-Spritzen begann ich zusätzlich **Original Indian*Essence** zu trinken, das ich von einem Freund bekommen hatte. Am 6. November begann ich mit der Tee-Kur und siehe da: meine Blutzuckerwerte reduzierten sich zusehends. Am 15. Dezember – also genau nach 40 Tagen, seit ich mit einer begleitenden Diätkost und der Tee-Kur begann – brauchte ich nur noch eine Spritze pro Tag. Einige Tage später konnte ich ganz auf Insulin verzichten. Als ›Extra-Bonus‹ zu meinem Erfolgserlebnis durfte ich feststellen, dass ich 12 Kilo Gewicht verlor. Dank der indianischen Essenz fühle ich mich wieder sehr gut und habe eine gute Figur. Meine Genesung war für mich und meine Familie das schönste Weihnachtsgeschenk ...«

Als Autorin merke ich hier an, dass Diabetes vom Typ II (ernährungs- bzw. altersbedingter Diabetes) und besonders der insulinpflichtige Typ I natürlich immer ärztlich kontrolliert werden sollen. Es ist jedoch bekannt, dass bestimmte Naturheilmittel Diabetes günstig beeinflussen können. Zu diesen Helfern gehören z. B. Tee aus Bohnenschalen, die Aloe arborescens Miller (Rezept nach R. Zago), Momordica charantia (Balsambirne), der mexikanische Nopal-Kaktus, aber auch Padma 28, wie ich es in meinem Buch über dieses tibetische Kräuterpräparat beschrieben habe.[47] Übrigens behandeln die Indianer selbst Diabetes oft mit Bisonfleisch, Mais und Wildreis. Wird diese natürliche Diät statt »moderner« denaturierter Kost gegessen, normalisieren sich bald auch die Zuckerwerte.

Multiple Sklerose
Eine telefonische Aussage stammt von Frau Margrit G. (60) aus W. in der Schweiz über MS (Multiple Sklerose):
»Seit längerer Zeit bin ich leider MS-Patientin. Ich versuche jeden Tag aufs Neue, dieser heimtückischen Krankheit, für die es bis heute noch kein absolutes Heilverfahren gibt, mit natürlichen Mit-

teln zu begegnen. Kürzlich wurde ich von einer Kollegin auf den indianischen Tee aufmerksam gemacht. Die **Indian*Essence** hat zwar bis heute meine Krankheit nicht heilen können, aber es ist eine Stabilisierung meines Gesundheitszustandes eingetreten. Das ist bereits ein Riesenerfolg. Keine Verschlimmerung bedeutet für den Patienten eine Erhöhung seines Wohlbefindens. Die reinigende Wirkung von **Indian*Essence** kann ergänzend zu den klassischen Therapien auch dem MS-Kranken sehr viel bringen.«

Erkältung und Bronchitis
Herr Karl J. (60) aus N. V. in Kanada gab seine Geschichte zum Thema Erkältung und Bronchitis an die IWF weiter:
»Kürzlich litt ich an einer bösen Erkältung, verbunden mit einer Stirnhöhlenentzündung. Trotz der vielen Pillen und Hustensäfte, die mir der Arzt verschrieb, ließ mich der starke, trockene Husten, den ich seit Wochen mit mir herumschleppte, nicht mehr schlafen. Der Doktor ›drohte‹ mir mit Antibiotika-Spritzen, wenn die Sache übers Wochenende nicht besser wird. Da kam ich auf eine Idee: Beim Zubereiten einer neuen Portion **Indian*Essence** legte ich mir ein Badetuch über den Kopf und inhalierte über dem Kochtopf während einer halben Stunde. Gleichzeitig startete ich erneut meine Trinkkur, die ich in letzter Zeit leider etwas vernachlässigt hatte. Bereits am selben Abend begann sich der Husten massiv zu lösen. Ich wiederholte diese ›Rosskur‹ dreimal täglich, inhalierte und trank größere Portionen des indianischen Heiltees. Eine echte Überraschung erlebte ich aber nach ca. 2 Wochen: während meines regelmäßigen Waldlaufs ereignete sich ein wahres Wunder. Ein großer Hustenanfall löste in meinen Bronchien die festsitzende Infektion. Minutenlang spuckte ich dunkelbraune, klebrige Brocken aus. Nach dieser dramatischen Selbstreinigung waren sowohl der Husten als auch die Nebenhöhleninfektion abgeklungen. Ich konnte wieder etwas freier durchatmen und kam auf die Idee, mir mit einer Pipette den »Indianertee« auch noch als Nasentropfen zu

verabreichen, um die Entzündung total auszuheilen. Das Gute daran: diese Tropfen brennen nicht, und man kann sie ja bedenkenlos schlucken. Noch mehr als 2 Wochen lang zeigten sich beim Naseputzen Eiterreste, danach war die Infektion vollkommen weg. Sie sehen: als Erfinder *(Herr J. ist ein solcher – Anm. d. A.)* muss man stets kreativ sein!«

Diese Berichte sind nur eine Auswahl der zahlreichen Erfolgsgeschichten, welche bisher mündlich und schriftlich an die IWF ergangen sind. Großartig fand ich eine Mitteilung von Frau Gerta Grander (siehe Bezugsquellen für Österreich), dass sie durch **Original Indian*Essence** sogar schon einer Brustkrebspatientin in China Hilfe bringen konnte.

Erfahrungen der Autorin mit Original Indian*Essence®

Ich war und bin gottlob nicht in der Position, **Original Indian*Essence** zur Behandlung einer lebensbedrohlichen Erkrankung einsetzen zu müssen. Mir fiel diese Tee-Essenz, von der ich schon öfter gehört hatte, wieder ein, nachdem ich erfolglos verschiedene Therapien gegen meine Ohrgeräusche (Tinnitus) ausprobiert hatte. Diese begleiten mich nach wie vor, und manchmal scheint es tatsächlich, als hätten sie einen Sinn und Zweck, der noch im Dunkeln liegt. Hier gilt auch für mich die Einschränkung: »Es sei denn, Gott (oder ich selbst?) will nicht ...« Bisher hat es dem Schöpfer nicht gefallen, mich von diesem Leiden zu befreien, und ich akzeptiere das mit der nötigen Demut. **Original Indian*Essence** tut mir umfassend gut, da mein körperlicher Zustand in letzter Zeit wieder einmal nicht großartig war. Ich führe diese Besserung auch auf die tägliche Trinkmenge von 1 bis 2 Liter guten, reinen Wassers zurück, was zuvor nicht meine Gewohnheit war. Es ist aber nötig, um Giftstoffe besser auszuscheiden. Die angeblichen »Nebenwirkungen« (Kopfschmerzen, leichte Übelkeit etc.) vieler (Natur)heilmittel ergeben sich sehr oft aus der fehlenden körperlichen Reinigung durch ausreichendes Trinken. Eine spektakuläre »Heilung« meines Tinnitus durch **Original Indian*Essence** hat nicht stattgefunden, denn natürlich ist der Tee kein Wundermittel. Andererseits: wer weiß, was in einem Jahr sein wird ...

Kritische Worte zum Schluss

Um »warnenden Stimmen« aus dem Lager der Wissenschaft und konventionellen Medizin vorzubeugen, die sich wohl auch gegen Original Indian*Essence erheben werden, halte ich eine Schlussbetrachtung für notwendig. Dazu ein Beispiel, das die Situation, in welcher sich heute viele Erzeuger von Naturheilmitteln befinden, exemplarisch darstellt:

Im Jahr 2003 warnte das Schweizer »arznei-telegramm« vor dem so genannten »CoD-Tee«, einem Kräutertee-Rezept, das der international ausgezeichnete österreichische Immunforscher und Ethnologe Mag. Dr. Thomas David von einer seiner zahlreichen Reisen zu südamerikanischen Schamanen mitbrachte. Schon diese Tatsache ist dem Kritiker offenbar unbekannt und wohl auch gleichgültig. Ebenso, dass eine umfassende Dokumentation über die Wirkungen dieser Tee-Kur vorliegt. Versuchsreihen ergaben, dass der Tee mit bemerkenswertem Erfolg als Begleittherapie bei verschiedensten Krebserkrankungen und Immunschwächen eingesetzt werden kann. Als »Wundermittel« wird er nicht angepriesen. Das vorgebrachte Argument, es gäbe keine »nachvollziehbaren klinischen Belege«, stimmt nicht. Es existieren im Gegenteil zahlreiche Studien und Versuchsreihen, welche für die Sinnhaftigkeit dieser Tee-Kur sprechen.

Dr. David wurde für seine Arbeiten unter anderem mit dem Inter-Lyra-Friedenspreis für die weltweite Rettung hoffnungslos krebskranker Menschen ausgezeichnet. Univ.-Prof. DDr. Apostolos Georgopoulos (Universitätsklinik für Innere Medizin, Wien) würdigte 1996 das CoD-Tee-System als wertvollen Beitrag zur aktuellen Krebsforschung. Dennoch ordnet das eingangs genannte Medium CoD-Tee samt seinen Anwendungsrichtlinien offenbar unter »Quacksalberei« ein und bemängelt (dies zu Recht) den extrem hohen Preis von 199 Euro für 600 g Tee.

Spätestens hier wird es allerdings Zeit, vor der eigenen Tür zu kehren, denn es ist eine Tatsache, dass eben jener »wissenschaftliche« Weg, den auch ein lange bewährtes Naturheilmittel nach Ansicht der modernen Medizin zu gehen hat, zwangsweise eine Patentierung, großen Forschungsaufwand (samt Tierversuchen) und damit extrem hohe Verkaufspreise nach sich zieht. (Im Falle des Kräutermittels Padma 28 und anderer tibetischer Rezepturen versucht die Schweizer Padma AG seit Jahrzehnten, hier einen vernünftigen Mittelweg zu gehen, was auch sehr gut gelingt.[48]) Dr. David sah sich jedenfalls gezwungen, der Herstellerfirma freie Hand zu lassen, und es zeigte sich rasch, dass man absolut nicht bereit war, den Preis des Tees auf einem erträglichen Niveau zu halten. Dieser Vorschlag stieß, wie Dr. David in einem Artikel selbst erklärte, nur »auf Heiterkeit«, und noch weniger dachte man daran, die rezeptgebenden Indianer am Verkaufserlös zu beteiligen.[49] Das soll sich inzwischen geändert haben, was ich nicht nachprüfen kann – der horrende Preis ist jedenfalls geblieben.

Wie dem auch sei: Die IWF hatte immer das Ziel, die Rezeptgeber am Erfolg ihres »Ethno-Produkts« in gerechter Weise teilhaben zu lassen. Der Tee wurde ganz bewusst nicht als »Heilmittel« konzipiert und von den Vertreibern nicht auf diese Schiene gebracht, wodurch der Preis dauerhaft niedrig gehalten werden kann. Der Konsum von **Original Indian*Essence** ist unbedenklich, wie die offizielle Zulassung als »Lebensmittel« beweist. Andererseits bedeutet das nicht, der über Jahrhunderte bewährte »heilige Trank Utinam« hätte keine nachweisbaren Wirkungen. Nur dass diese, wenn keine »Forschung« betrieben werden soll, die »Expertenwelt« auch nicht interessieren.

Die Gesundheit liegt in Ihrer Hand

Die Mitglieder und Förderer der IWF treten für den selbstverantwortlichen Umgang mit der eigenen Gesundheit ein. Dazu gehört auch, deren Pflege nicht völlig an Ärzte und Therapeuten abzutreten. Wir müssen wieder den Mut aufbringen, selbst zu entscheiden, was für uns richtig ist, wie es noch unsere Großeltern ganz selbstverständlich taten. Überlegen Sie doch: niemals zuvor war das Diktat einer wirtschaftlich motivierten Gesundheits- (eigentlich Krankheits-)Industrie so übermächtig wie heute, aber sind wir deshalb wirklich gesünder? Was uns fehlt, ist der längst fällige Respekt vor der Natur und ihren Kräften, welche sich besonders in der Pflanzenwelt offenbaren. **Original Indian*Essence** ist hier nur ein Beispiel. Wir werden endlich erkennen müssen, dass Krankheit nicht nur eine Sache von Pillen und Spritzen sein kann, sondern auch als Spiegel für eine gestörte Beziehung zur Umwelt und zu uns selbst dient. Gesund werden ist ein Prozess, ein persönlicher Weg, den uns keiner abnimmt.

Ich sehe mich als seriöse Autorin. Nicht x-beliebige Themen wecken mein Interesse, sondern Dinge, die klaren Nachforschungen und »Selbstversuchen« zufolge gute, unschädliche Gesundheitsmittel sind. **Original Indian*Essence** gehört für mich dazu. Die »harte Medizin« mit ihrem an Perversität grenzenden Forscherwahn, ihren abscheulichen Tierversuchen und dem Drang, alles mikroskopisch zu zerlegen und Unsichtbares mit Gewalt sichtbar zu machen, hat für mich keine Zukunft. Ein System, das sich weigert, über Jahrtausende gesammelte Erfahrungswerte anzuerkennen, bloß weil man diese im Labor nicht nachstellen kann, sollte man mit Verachtung strafen. Wo Profitgier, Ignoranz und Vorurteile stärker sind als der Wille zum Dialog, ist für wahre Gesundheit kein Platz. Die Praxis zeigt das mehr als deutlich.

Wie schön wäre es doch, könnten universitäre Medizin und Naturheilkunde endlich in gegenseitigem Respekt dem »Weg der

Schönheit« folgen. Man sollte den plausibelsten Grund dafür vielleicht so umschreiben: Die Liebe hat, wie wir alle wissen, noch niemand unter dem Mikroskop gesehen. Aber existiert sie deshalb nicht? Und sind Wissenschaftler etwa gegen sie immun?

Es gehört schon eine gute Portion Engstirnigkeit und Ignoranz dazu, nur noch das akzeptieren zu können, was man durchs Mikroskop sieht und analysieren kann. (...) Solche Ambitionen sind geradezu blödsinnig – aber sie sind eben wissenschaftlich.[50]

Hopi-Medizinmann »The Raven«

Epilog

Das Spiegelbild des Adlers – eine indianische Geschichte

Bei Sonnenuntergang saß eine Indianerfamilie am Ufer des weiten Ozeans. In andächtiger Meditation lauschten sie der sanften Brandung des Meeres. Über ihnen kreiste ein Adler, der sich im Wasser widerspiegelte. Sie dachten über den vergangenen Tag nach und überlegten, was der neue Tag wohl so bringen würde. Die Mutter – eine indianische Heilerin – erhob ihr Haupt zum Himmel und sah den Adler. Leise flüsterte sie die Worte: »Ich danke dem Schöpfer für dieses wunderschöne Universum und für diese friedliche Welt.«

Der Großvater Großer Bär hatte zwei seiner Enkelkinder auf dem Schoß. Mit einem gütigen Blick in die Runde seiner Familie begann er seine Rede: »Meine Lieben, hört diese meine Worte: Wir alle befinden uns an verschiedenen Abschnitten auf unserem Lebenspfad. Einige haben kaum begonnen, andere stehen mitten im Leben, und ich bin beinahe am Ende angekommen. Während meines langen Erdendaseins bin ich viele Male auf Kreuzungen gestoßen. Ich hielt inne und fragte mich, welcher Weg wohl der Richtige wäre.«

Da sagte seine Enkelin: »Großer Bär, wie hast du immer gewusst, welchen Weg du nehmen sollst?«

Der alte Mann antwortete: »Wenn ich nicht sicher war, so schaute ich in den Himmel, um zu ergründen, welchen Weg der Adler flog. Es erschien mir, wenn ich dem großzügigen Weg des Adlers folgte, dass ich dann das wirkliche Glück und die innere Zufriedenheit finden werde. Oft habe ich die Frage über diese Ent-

 *Epilog*

scheidung mit in den Schlaf genommen. Bevor ich einschlief, bat ich den Schöpfer, mir doch im Traum eine Lösung zu zeigen. Und in meinen Träumen begegnete ich erneut dem Adler, der mir die Richtung wies. Und obwohl dieser Weg der Wahrheit oftmals steiniger, enger und schwieriger war, hat mir doch der Adler als Gesandter des Schöpfers stets gute Botschaften überbracht, und er wachte über jeden meiner Schritte.

Jetzt, da ich alt bin und zurückblicke, kann ich ganz klar erkennen, dass viele Menschen, die den vermeintlich leichteren Weg genommen haben, oft in große Schwierigkeiten geraten sind. Ihre falschen Entscheidungen führten zu falschem Verhalten, zu Verrat und Betrug. Und ohne den Adler als Führer an ihrer Seite waren sie letztlich verloren und vergessen.«

Großer Bär schwieg und sah sich im Kreise seiner Familie um. Dann fuhr er fort: »Unser Leben spiegelt den Weg, für den wir uns entschieden haben. Diejenigen von euch, die den richtigen Weg gewählt haben, werden immer wieder Zeiten des Glücks und der Bewunderung erleben, genau wie der Adler. Bei den anderen aber wird ihr Leben all das Falsche und Egoistische reflektieren, das sie über die Zeit verursacht haben. Wir ernten immer, was wir säen.

Alle Menschen machen Fehler. Sie sind einfach falsche Entscheidungen auf Kreuzungen. Wenn wir jedoch den Weg zurückgehen und den richtigen Pfad wählen, wird uns der Schöpfer in seiner unendlichen Liebe großzügig vergeben. Wenn aber Eigennutz und Sturheit uns auf der falschen Fährte weiter treiben, so wird das große Geheimnis uns so lange dieselben Probleme zeigen, bis wir die Lösung, das heißt den richtigen Weg, gefunden und die Ehrlichkeit zu uns selbst wiederentdecken. Sich selbst und anderen begangene Fehler zu vergeben sowie die ständige Suche nach dem Pfad der Wahrheit führt uns auf den Weg vom irdischen Dasein auf die höchsten Ebenen des Lichts.

Wenn der Adler von oben auf das stille Wasser hinabschaut, so sieht er stets die Spiegelung eines noblen, erhabenen Geschöpfes.

Wenn ihr im Leben den richtigen Weg gewählt habt und später euer Spiegelbild im stillen Wasser betrachtet, so werdet auch ihr das Bild eines noblen Menschen vor euch sehen ...«

Die weisen Worte des Großvaters gingen allen zu Herzen. Nach Sonnenuntergang saß die Familie andächtig um das Lagerfeuer. Die Männer rauchten die heilige Pfeife, und die Frauen verteilten Tee. Nach dem Erlöschen des Feuers gingen alle schweigend zu ihren Zelten, um über die Geschichte ihres Ältesten nachzudenken.

(Quelle: IWF-Newsletter, April 2003)

Die Suche nach der tieferen Wahrheit

Das Nachwort zu diesem Buch möchte ich jemandem überlassen, der mir direkt aus der Seele spricht:

Wir haben unser Land und unsere Freiheit verloren, aber noch haben wir unsere Art zu denken und zu leben bewahrt. Als Indianer könnten wir einen bedeutenden Beitrag zu eurer Kultur leisten. Nur wenigen Weißen kommt es in den Sinn, dass auch die Menschen anderer Hautfarbe, seien sie nun rot oder schwarz oder gelb, sich Gedanken darüber machen, wie diese Welt besser werden könnte.

Vieles ist töricht an eurer Zivilisation. Gleich erschreckten Büffeln, die wie verrückt herumrennen, lauft ihr weißen Menschen dem Geld nach, bis ihr soviel habt, dass ihr nicht lange genug leben könnt, um es auszugeben. Ihr verschwendet die Schätze der Natur, als gäbe es keine nächste Generation, die sie ebenfalls brauchen. Die ganze Zeit redet ihr von einer besseren Welt, während ihr immer größere Bomben macht, um jene Welt zu zerstören, die ihr jetzt habt ...

Für uns ist es besser, gute Indianer zu sein als schlechte Weiße. Warum können Indianer nicht wie Indianer neben den wei-

ßen Menschen leben und trotzdem von ihnen geachtet werden? Ich habe keine höhere Schule besucht, aber der Grosse Geist gab mir, was ich in keinem Klassenzimmer hätte lernen können: das Herz und den Willen, Erkenntnis zu erlangen. Ich wünsche mir, dass unsere jungen Menschen auf die Suche nach der Wahrheit gehen, nach jener Wahrheit, die die Natur allen gibt, die sich ehrlich darum bemühen. Viele gebildete Menschen verstehen sehr wenig von der Schöpfung des großen Geistes und ihren Wundern, während viele ungebildete Menschen dieses Verständnis besitzen. Ich ging auf keine eurer höheren Schulen, und doch besuchte ich die beste Universität, die es gibt, die große Universität draußen in der Natur ...

Wenn die weißen Menschen auch nur einige unserer Ratschläge befolgten, fänden sie eine Zufriedenheit, die sie jetzt nicht kennen und die sie auf ihrer verbissenen Jagd nach Geld und Vergnügen vergeblich suchen. Wir Indianer können die Menschen noch lehren, wie man im Einklang mit der Natur lebt.

Tatanga Mani, Häuptling und Weiser der kanadischen Stoney-Indianer, gest. 1967. Er genoss eine »weiße« Erziehung und wirkte später als Botschafter des Friedens und der Brüderlichkeit unter den Menschen.[51]

Indian Farewell – Indianischer Abschiedsgruß

»Until we meet again, may the Great Spirit send sunrise in your heart. And may your mocassins make tracks in many snows yet to come ...«

(»Bis wir uns wiedersehen, möge der Schöpfer Sonnenschein in dein Herz senden. Und mögen deine Mokassins noch im Schnee vieler Winter ihre Spuren hinterlassen ...«)

Anhang

Ein Plädoyer für die Wahrheit

Manche Leser kennen vielleicht das deutsche Tee-Produkt »Flor Essence«, das im März 2004 in einer Folge der ARD-Talk-Show »Fliege« vorgestellt wurde. Herr Günther A. Ulmer hat dazu ein Buch geschrieben, dessen grundlegende Texte er seinerzeit fast zur Gänze vom Ehepaar Fischer bezog. Meinen Informationen zufolge wurde »Flor Essence« von der kanadischen Journalistin Elaine Alexander sehr unkritisch als Krebsheilmittel propagiert, nachdem sie erfahren hatte, dass Dr. Charles A. Brusch (Hausarzt von John F. Kennedy) mit »Essiac« seinen Krebs heilen konnte. Der kanadische Sender, bei dem sie als Hörfunkreporterin arbeitete, trennte sich schließlich aus diesen Gründen von ihr. Als Frau Alexander selbst an Krebs verstarb, versuchte man offenbar, Tatsachen zu verschleiern. Die Fischers distanzierten sich bereits im Vorfeld von den späteren »Flor Essence«-Herstellern. Es wurde nämlich rasch klar, dass diese keineswegs – wie anfänglich behauptet – im Besitz einer »echten indianischen Tee-Formel« waren, eine faire Beteiligung der Indianer am Verkaufserfolg ihres Imitat-Produktes nicht wünschten und sich auch nicht für deren Kultur interessierten. Man nutzte sie nur als »Werbeträger«. Die zuerst in Holland gegründete IWF musste nach einigen skandalösen Vorkommnissen aufgelöst und vom Ehepaar Fischer in Kanada neu ins Leben gerufen werden.

Wie über die Kräutermischung »Essiac« ist auch von einigen Erfolgen bei Krebs durch »Flor Essence« berichtet worden. Es steht mir nicht zu, das zu beurteilen. Wichtig ist mir dagegen, festzuhalten, dass es sich bei keinem dieser Produkte um einen »Indianertee« oder »Heiligen Indianertrank« handelt. Weder waren echte indianische Heiler und Heilerinnen an der Entstehung von »Essiac« oder »Flor Essence« beteiligt, noch wollen die »First Nations People« mit diesen Imitaten von **Original Indian*Essence** (ihrem echten »Utinam«) etwas zu tun haben. Herr Günther A. Ulmer kümmerte sich nie um diese Hintergründe oder die Bedürfnisse der kanadischen »Aborigines« (was kein Vorwurf sein soll), doch vermeidet er natürlich aus obigen Gründen bis heute, das Ehepaar Fischer als seine eigentlichen Informanten zu nennen. Die vorgesehenen Hinweise auf eine finanzielle Beteiligung der Indianer, samt Adresse der IWF, strich er einfach aus seinem Manuskript.

Von den Fischers wurde mir dazu erklärt, dass es sowohl in ihrem als auch im Interesse der »First Nations People« liege, ihre Gedankenkräfte von den Machenschaften rund um »Flor Essence« abzuziehen, da solche Streitereien der guten Sache nur schaden und nicht mit dem »guten roten Weg« vereinbar sind. Die offizielle Übergabe des Originalrezeptes für »Utinam« an das Ehepaar Fischer durch die kanadische Schamanenfamilie erfolgte nicht zuletzt wegen der leidigen »Flor Essence«-Geschichte. Die »Aborigines«, welche über die Sachlage immer gut informiert waren, wollten damit auch ein Zeichen der Richtigstellung setzen. Wer sich genauer über die Hintergründe informieren will, dem wird die IWF bereitwillig Auskunft erteilen. Sämtliche Vorkommnisse wurden schriftlich dokumentiert. Gegenstand dieses Buches sollen sie im Sinne der guten Sache nicht sein. Ein indianischer Freund von Prof. Dr. Roland-Romain Fischer, bei dem er Rat suchte, meinte lapidar: »The truth has always its funny way to find daylight!« – »Die Wahrheit kommt doch irgendwann ans Licht – so oder so!« oder, wie die Schamanin White Swallow es ausdrückte: »All good things will come to whom who can wait« – »Alle guten Dinge kommen zu jenen, die warten können«.

Derzeit sieht es so aus, als entstünden ernste Konfrontationen zwischen der IWF, die sich – studiert man alle Fakten – völlig zu Recht wehrt, und der Gegenseite, die es bisher vermieden hat, sich den Vorwürfen zu stellen. Als Autorin, der es um seriöse Informationen über die indianische Heiltradition und Aufklärung für leidende Menschen geht, möchte ich mich keinesfalls an diesem Disput beteiligen. Was für mich aber feststeht: »**Der heilige Trank« Original Indian*Essence, hergestellt und betreut von der Indian Wisdom Foundation in Vancouver, British Columbia/Canada ist ein »echter« kanadischer Indianertee.**

Sie finden aktuelle, detaillierte Informationen auf der Homepage der IWF: http://clik.to/indianessence bzw. können diese per E-mail unter iwf.martina@telus.net anfordern (in deutsch, englisch, französisch).

Kleines Lexikon indigener Begriffe

Adlerfeder: eines der stärksten Heilsymbole der indianischen Mystik. Ein fähiger Schamane gelangt irgendwann »zufällig« in ihren Besitz. Man darf sie nicht verschenken oder kaufen. Eine echte, heilkräftige Adlerfeder »begegnet« ihrem künftigen Eigentümer von selbst, sie fällt ihm beispielsweise vor die Füße. Adler (und damit ihre Federn) sind heute strengstens geschützt, auch der Handel mit ihnen ist verboten. Zu Dekorationszwecken werden meist eingefärbte Truthahnfedern angeboten. Die Indianer nennen den Adler übrigens »Bold Eagle« (kühnen, wagemutigen Adler), die Weißen dagegen »Bald Eagle« (Kahlkopf-Adler) – die Schönheit liegt eben im Auge des Betrachters und kümmert sich um keine Grammatik.

Clan: für die Indianer war ihre persönliche Zugehörigkeit zu einem (Tier)clan sehr wichtig, denn sie half ihnen u. a. dabei, ihre Stellung innerhalb der Gemeinschaft zu definieren. So war etwa der Bärenclan dafür bekannt, große Heiler hervorzubringen. Mitglieder der Midewiwin folgen dem »Bärenpfad«. Clans bestimmten auch die Heiratsgewohnheiten und garantierten eine sinnvolle genetische Vermischung.

First Nations oder **First Nations People (Einzahl: First Nations Person):** offizielle Bezeichnung der kanadischen Ureinwohner. Der Ausdruck »Aboriginals« wird ebenfalls immer gebräuchlicher. An dem Wort Indianer hat man keine Freude, da es ja »Inder« bedeutet. In Bezug auf Kolumbus wird »Indianer« als abwertend empfunden, wenn es auch im deutschsprachigen Raum praktisch nie so gemeint ist. Die indigene Bevölkerung in den USA wird heute allgemein als »Native Americans« bezeichnet.

Kleines Lexikon indigener Begriffe

Friedenspfeife: ein von Weißen oft missverstandenes rituelles Instrument. Für die Indianer bedeutet das Rauchen der heiligen Pfeife eine direkte Kontaktaufnahme mit dem Schöpfer (»das Telefon nach oben«). Tabak wird auch als Dankopfer gegeben, z. B. nach dem Sammeln von Heilpflanzen. Er wird oft in der Nähe eines Baumes vergraben, oder man wirft bei Feierlichkeiten eine Prise davon zu Ehren der Ahnen ins Lagerfeuer.

Großer Geist (»The Great Spirit«): die im alltäglichen Umgang übliche Bezeichnung der kanadischen Indianer für jene große Allmacht, die wir Gott nennen. Ein anderer, viel verwendeter Ausdruck ist »Creator« (Schöpfer). Eine weniger gebräuchliche Übersetzung wäre »Großes Geheimnis«, da die Indianer damit ja sehr viel mehr als nur einen »Geist« umschreiben. Die Ojibwa und Cree nennen den »Creator« nur bei rituellen Anlässen bei seinem Namen: »Manit(o)u«, die Lakota und Dakota (»Sioux«) sprechen von »Wakonda«, die Pawnees von »Tirawa« usw. Das achtlose Aussprechen dieser Namen außerhalb feierlicher Zeremonien gilt streng genommen als respektlos.

Initiation: Aufnahmeritual bei Naturvölkern, z. B. den Indianern. »Initiare« (von lat. »beginnen«) steht für den Anfang eines neuen Lebensabschnittes wie etwa den Eintritt Jugendlicher ins Erwachsenenleben. Andere Initiationsriten betreffen die Aufnahme in bestimmte Ritual- oder Medizingemeinschaften wie die Midewiwin (siehe dort). Es handelt sich dabei um einen jahrelangen, oft schwierigen Lernprozess mit einer abschließenden Reifefeier.

Kinnikinnik: »Indianertabak«, bestehend aus Bärentraube, Hartriegel, Rebhuhnbeere und Rinde der roten Weide. Er wird für die heilige Pfeife, für Räucherungen und als Dankopfer gebraucht. Da diese Mischung im Laden nicht erhältlich ist, ist es durchaus korrekt, einer »First Nations Person« bzw. einem Schamanen zum Dank oder als Willkommensgeschenk handelsüblichen Tabak zu überreichen.

Medizinrad: indianische Sichtweise der Welt und ihrer Zusammenhänge. Der Medizinkreis symbolisiert das Werden und Vergehen und enthält alle Informationen über den Lauf der Natur, den Lebensweg eines Menschen sowie die gesamte Schöpfung.

Midewiwin (auch **Midewiwan**): geheime Vereinigung indianischer Ojibwa- und Cree-Schamanen. Mitgliedschaft und Ausbildung unterliegen strengen Regeln. Das einzelne Mitglied heißt Mide. Die Medizin, welche diese Gemeinschaft hervorbringt, heißt auch »Bärenmedizin«, da sich der Bär der Legende nach als erstes Tier für den Fortbestand der Menschen opferte, indem er ihnen während einer Hungersnot sein Fleisch überließ.

Pow-wow (gesprochen: **pau wau**): traditionelles indianisches Tanzfest, das leider oft als reine Touristenattraktion gesehen wird. Für die Indianer ist es jedoch immer zugleich eine spirituelle Zeremonie. Weiße dürfen nur in Ausnahmefällen direkt teilnehmen, wenn man sie dazu ausdrücklich auffordert bzw. einlädt. Die Rhythmen und Trommelklänge bei den Pow-wows sind heilsam und stellen eine starke Verbindung mit dem Schöpfer her. Tanzen bedeutet für die Indianer ein rituelles »Gebet mit dem Körper«. Pow-wows finden heute meist grenzüberschreitend statt und haben eine wichtige soziale Funktion.

Prärie: eigentlich ein französisches Wort, das einfach »Wiese« bedeutet. Es bezeichnete die Heimat der Büffel inmitten des nordamerikanischen Kontinents. In Amerika unterteilt man dieses Gebiet in »praerie« und »plains« (weiter nördlich), wo ein Teil der Cree lebte.

Kleines Lexikon indigener Begriffe

Schwitzhütte (engl. »sweat lodge«): diese von den Indianern »inipi« genannte Zeremonie dient der körperlichen und seelischen Reinigung. Wasser wird auf glühend heiße Steine gegossen, während man im Dunkeln eines mit Büffelhaut bespannten Schwitzzeltes meditiert und betet. Nicht jedem tut dieses Ritual gut, und nicht jeder hat es verdient. Der bei uns in Mode gekommene esoterische Umgang mit diesem spirituellen Instrument (»Indianersauna«) ist entschieden abzulehnen. Nur ein echter indianischer Schamane kann wirklich beurteilen, wann dieses Ritual Sinn macht, und er wird dafür auch kein Geld verlangen.

Skwaw: Algonkin-Wort für Frau, das wie andere indianische Ausdrücke (z. B. Tomahawk, Manitu usw.) von den Weißen viel zu gedankenlos benutzt wurde. Der Begriff Skwaw umfasst alle Funktionen, die Indianerfrauen innerhalb der Familie erfüllten: sie waren oft Ehefrau, Hausfrau und Mutter sowie Heilerin in einer Person. Indianische Frauen waren nicht »versklavt«, sondern ebenso hoch geachtete Stammesmitglieder wie Männer. In Kanada gibt es viele Indianerstämme, die als Oberhaupt (Chief) eine Frau wählen.

Sonnentanz (engl. »sundance«): rituelle Zeremonie zu Ehren der jährlich sich erneuernden Kräfte des Universums. Manche US-Stämme verbanden damit Opfer und läuternde Rituale zum freiwilligen Ertragen von Schmerzen. Das führte zu großen Missverständnissen, denen die Kolonialmächte mit einem generellen Verbot begegneten – eine politisch motivierte Aktion, da solche Festlichkeiten das Zusammengehörigkeitsgefühl der Stämme förderten und sich auch der Widerstand in ihnen formierte. Kanadische »First Nations People« bestätigen, dass sie ihren »Sundance« immer nur als Instrument der Verehrung der Sonne und Wiederkehr allen Lebens auf der Erde zelebriert haben – ohne Schmerzrituale oder blutige Tieropfer.

Tipi (engl. »teepee«): Pyramidenförmiges Zelt, das größtenteils von den nomadisierenden Indianern der Prärien und Plains verwendet wurde, da es leicht abzubauen und zu transportieren war. Das »Chief-Teepee« des Häuptlings diente für Versammlungen und Feste, das Familientipi als Wohnunterkunft. Das Algonkin-Wort »Wigwam« bedeutet dagegen einfach »Heim« und stand für kuppel- oder kegelförmige Behausungen, die mit Birkenrinde gedeckt wurden. Andere Stämme lebten in Langhäusern oder Erdbehausungen. Alte Funde bezeugen, dass die »First Nations People« schon vor 12 000 Jahren kegelförmige Zelte benutzten.

Totem: fast alle Indianer fühlen sich auch heute noch mit bestimmten Führungsgeistern in Tiergestalt verbunden, die ihnen beistehen und deren Kräfte man sich zu Eigen machen kann. Tier-, Pflanzen- oder Mineralientotems waren immer wichtig, um sich innerhalb der Gemeinschaft und gegenüber Stammesfremden zu definieren. Durch Totempfähle, Tänze und Ritualmasken wird diese Symbolik nach außen getragen. Das oberste Bildnis des Totempfahls ist fast immer die Figur eines Adlers, eines Raben oder »Donnervogels«.

Traumfänger (engl. »dreamcatcher«): kreisförmiges Netzgeflecht mit daran befestigten Federn und kunstvoll eingeflochtenen Perlen bzw. Edelsteinen. Ein »Dreamcatcher«, über dem Bett aufgehängt, filtert die »bösen« Träume und lässt nur die guten und heilsamen durch. Die Edelsteine helfen dabei, negative Schwingungen aufzulösen. Bei den Indianern erhalten schon Neugeborene selbstgefertigte Traumfänger von ihren Paten als Geschenk.

Wilder Reis (»Zizania aquatica«): war neben Beeren und Früchten das vegetarische Hauptnahrungsmittel kanadischer Indianerstämme wie der Ojibwa und Cree. Es handelt sich allerdings um eine Haferart, die nichts mit asiatischem Reis (Oryza sativa) zu tun hat. Der Verkauf von natürlich geerntetem Wildreis ist für manche Indianer eine geregelte Einnahmequelle, die heute durch Monopolkonzerne und Gentechnik gefährdet wird. Echter Wildreis ist sehr gesund und hilfreich zur Behandlung vieler »moderner« Krankheiten, wie z. B. Diabetes oder Mineralstoffmangel. Traditionell wird Wildreis immer noch mit Stöcken geerntet, indem man die Körner händisch in ein Boot schlägt. Dann wird er entspelzt und über Pappelholzrauch geröstet.

Anmerkungen zum Text und Quellenverweise

1 in: *Pulsar – Zeitschrift für Aktives Bewusstsein*, Nr. 7/01, S. 17
2 Michael Moore: *Stupid White Men*. Piper, München 2002, S. 128
3 vgl. Gabriele Feyerer: *Padma 28 und andere tibetische Kräutermittel*. Windpferd, Aitrang, 2. Aufl. 2002
4 Theodor Geus/Christian Heeb: *Das Herz Amerikas*. Umschau, Frankfurt am Main 1995, S. 20
5 vgl. Andrian Kreye in: *GeoEpoche – das Magazin für Geschichte*, Hamburg; Nr. 4/Oktober 2000, S. 165
6 vgl. René Oth: *Die wahre Geschichte der Indianer*. Battenberg, München 1999, S. 164
7 vgl. René Oth: *Manitus Krieger*. Battenberg, München 2000, S. 171
8 ebd.
9 Geus/Heeb: *Das Herz Amerikas*, S. 23
10 Quelle: IWF-Newsletter, April 2003
11 in: Eveline Meinert: *Mit dem Herzen denken. Indianische Weisheiten und Legenden*. Gütersloher Verlagshaus, Gütersloh 2002, S. 43
12 ebd. S. 89
13 ebd. S. 105
14 ebd. S. 111
15 ebd. S. 76
16 in: Rayna Green/Melanie Fernandez: *The Encyclopaedia of the First Peoples of North America*. Douglas & McIntyre, Toronto 1999, S. 56 – Übersetzung der Autorin
17 Quelle: IWF-Newsletter, November 2002
18 Quelle: IWF-Info: Portrait Dr. med. Frédéric Soal-de-Santé
19 in: Barbara Tedlock: *Über den Rand des tiefen Canyon. Lehren indianischer Schamanen*. Diederichs, München 1996
20 vgl. Feyerer, *Padma 28 und andere tibetische Kräutermittel*
21 in: Dr. Gottfried Hertzka/Dr. Wighard Strehlow: *Große Hildegard-Apotheke*. Christiana, Stein am Rhein, 9. Aufl. 2003
22 vgl. dazu: »legalize it !?« Jörg Auf dem Hövel im Gespräch mit dem Ethnobotaniker Christian Rätsch, in: *Wege* 4/2002, S. 24–29
23 vgl. John Fire Lame Deer/Richard Erdoes: *Seeker of Visions*. Simon und Schuster, New York 1972
24 vgl. Heinz J. Stammel: *Die Apotheke Manitous. Das Heilwissen der Indianer*. Rowohlt, Reinbeck b. Hamburg 2000, S. 347

25 in: Susanna Tamaro: *Feuer des Herzens*. Pattloch, München 2002
26 in: Sun Bear/Wabun: *Das Medizinrad. Eine Astrologie der Erde*. Goldmann, München 1987, S. 19
27 vgl. Basil Johnston: *Ojibway Heritage*. McClelland and Steward, Toronto/Ontario 1998
28 vgl. Meinert, *Mit dem Herzen denken*, S. 124
29 siehe dazu unter http://www.wwf.org
30 Feyerer, *Padma 28 und andere tibetische Kräutermittel*
31 vgl. Bill Gottlieb (Hrsg.): *Neue Wege in der natürlichen Heilung*. Rodale Press, Emmaus 1995, S. 463
32 vgl. Dr. James A. Duke: *Die grüne Apotheke*. Rodale Press, Emmaus 1997, S. 256
33 vgl. Stammel, *Die Apotheke Manitous*, S. 304
34 vgl. Duke, *Die grüne Apotheke*, S. 131
35 ebd. S. 256
36 vgl. Anne McIntyre: *Frauen-Handbuch Heilkräuter*. BLV, München-Wien-Zürich 1996
37 ebd.
38 vgl. Duke, *Die grüne Apotheke*
39 vgl. Mirelle Jochum-Guillou: *Algen – Gesundheit und Schönheit aus dem Meer*. Econ & List, Düsseldorf/München 1997
40 vgl. Duke, *Die grüne Apotheke*, S. 451
41 vgl. Hertzka / Strehlow, *Große Hildegard-Apotheke*
42 vgl. Alfred Vogel: *Der kleine Doktor*. A. Vogel, Teufen, 17. Aufl. 1997
43 vgl. Duke, *Die grüne Apotheke*, S. 192
44 ebd. S. 429 und 561
45 ebd. S. 431
46 vgl. Feyerer, *Padma 28 und andere tibetische Kräutermittel*
47 ebd.
48 ebd.
49 vgl. Jaan Klasmann: »Hilfe aus dem Regenwald«, in: *Gesundheit* 12/98, S. 22–24
50 vgl. Heinz J. Stammel: *Das Heilwissen der Indianer*. Wunderlich, Reinbek bei Hamburg 1986. Gespräch des Autors mit dem Medizinmann The Raven (Navaho-Name) am 15. Juli 1972 in Old Oraibi/Arizona (Hopi-Reservation)
51 aus: *Tatanga Mani: Walking Buffalo of the Stonies*. Grant MacEwan, M. G. Hurtig Ltd., Edmonton 1969.

Verwendete und weiterführende Literatur

Andrews, Lynn: *Die Medizinfrau. Der Einweihungsweg einer weißen Schamanin.* Econ Ullstein List, München 2001

Asshauer, Egbert: *Tibets sanfte Medizin. Heilkunst vom Dach der Welt.* Überarbeitete Neuausgabe (5. Auflage), Oesch, Zürich 2003

Batmanghelidj, Fereydoon: *Sie sind nicht krank, Sie sind durstig.* VAK-Verlag, Kirchzarten 2003

ders.: *Wasser, die gesunde Lösung.* VAK-Verlag, Kirchzarten 2003

Bauereiß, Erwin: *Der Naturmensch.* Wurzel-Verlag (Eigenverlag), Markgrafenstraße 21, D-91438 Lenkersheim 2001 (nur dort erhältlich); Hrsg. weiterer Naturbücher, Pflanzenschriften und der Zeitschrift *Lebensbaum*, Versand von Heil- und Wildpflanzensamen

Bear Heart/Molly Larkin: *Der Wind ist meine Mutter. Leben und Lehren eines indianischen Schamanen.* Lübbe, Bergisch Gladbach 1998

Brugger, Regi: *Fastenwandern – schlank und rank zu neuer Lebensfreude.* 2. Auflage, Jopp/Oesch, Zürich 2003

Buchinger, A./Buchinger, O.: *Das heilende Fasten – So stärken Sie Ihr Wohlbefinden durch die Buchinger-Fastenkur.* 15. Auflage, Jopp/Oesch, Zürich 2002

Curtis, Edward S.: *Native Americans – Die Indianer Nordamerikas.* Taschen Verlag, Köln 2001

David, Mag. Dr. Thomas: *Medizin der Schamanen. Lebensqualität bei Krebs und Immunschwäche.* Vgs, Köln 1996

Descola, Philippe: *Leben und Sterben in Amazonien. Bei den Jivaro-Indianern.* Klett-Cotta, Stuttgart 1996

Duke, Dr. James A.: *Die grüne Apotheke.* Rodale Press, Emmaus 1997

Eastman, Charles Alexander (Ohiyesa): *The Soul of the Indian.* Houghton Mifflin, Boston 1911

Emoto, Masaru: *Die Botschaft des Wassers.* Koha-Verlag, Burgrain 2002

ders.: *Wasserkristalle.* Koha-Verlag, Burgrain 2002

Feyerer, Gabriele: *Padma 28 und andere tibetische Kräutermittel.* Windpferd, Aitrang, 2. Aufl. 2002

dies.: *Auf den Spuren der Angst. Panikattacken und Phobien natürlich behandeln.* Orlanda, Berlin 2001

Frank, Kai-Uwe: *Altchinesische Heilungswege. Das Handbuch der fernöstlichen Naturheilkunde.* 7. Auflage, Jopp/Oesch, Zürich, 2003

Feest, Christian: *Beseelte Welten. Die Religionen der Indianer Nordamerikas.* Herder, Freiburg 1998

Fliege, Jürgen/Ohler Walter (Hrsg.): *Sanfte Medizin bei Fliege – alles ist möglich.* Bio Ritter, Tutzing 2002

dies.: *Heiler bei Fliege – wenn nichts mehr helfen will.* Bio Ritter, Tutzing 2003

Gold, Peter: *Wind des Lebens, Licht des Geistes. Das heilige Wissen der Navajo und der Tibeter.* Droemer Knaur, München 1997

Green, Rayna/Fernandez, Melanie: *The Encyclopaedia of the First Peoples of North America.* Douglas & McIntyre, Toronto 1999

Hansen, Angelika: *Begegnung mit dem Schamanen. Die Geschichte einer Heilung durch indianischen Schamanismus.* Heyne, München 1998

Harms, Klaus B.: »Komplementäre Heilkunst und Gesundheitsreform – Trug der harten Medizin«, in: *Weleda-Nachrichten* 207 A, Michaeli 1997

Hertzka, Dr. Gottfried/Strehlow, Dr. Wighard: *Große Hildegard-Apotheke.* Christiana, Stein am Rhein, 9. Aufl. 2003

Hetmann, Frederik (Hrsg.): *Märchen der Welt: Märchen der Prärieindianer.* Fischer, Frankfurt a. Main 1996

Hobert, Ingfried: *Die Medizin der Arborigines. Heilungsgeheimnisse eines magischen Kontinents.* Oesch, Zürich 2004

Holzer, Sepp: *Der Agrar-Rebell.* Leopold Stocker, Graz 2002

Jaeger, Christophe de: *Länger und besser leben. Alles was Sie schon immer über Methoden und Möglichkeiten der Gerontologie wissen wollten.* Oesch, Zürich 2004

Johnston, Basil: *Ojibway Heritage.* McClelland and Steward, Toronto/Ontario 1998

Kässner-Fischer, Dr. Martina: *Der Wahrheit auf der Spur. Reisebericht.* Kreuzlingen 1994

Knafl, Sylvia: »Adasti spricht – Der Weg der Cherokee-Medizinfrau Adasti Gadahee«, in: *Ursache & Wirkung* Nr. 45, 3/2003

Lame Deer, John Fire/Erdoes, Richard: *Seeker of Visions.* Simon und Schuster, New York 1972

dies.: *Tahca Ushte, Medizinmann der Sioux.* List, München 1979

Langbein, Kurt/Ehgartner, Bert: *Das Medizinkartell. Die sieben Todsünden der Gesundheitsindustrie.* Piper, München 2002

Leibold, Gerhard: *Nie mehr verstopft! Gesunder Magen, gesunder Darm ohne Roßkur und Tabletten.* Jopp/Oesch, Zürich 2004

Maritsch, Ortwin: *Der Pflanzensprecher.* Osliebia-Verlag, Radlingstraße 55, A-8990 Bad Aussee, 3. Auflage 2003 (dort erhältlich)
McIntyre, Anne: *Frauen-Handbuch Heilkräuter. Der umfassende Ratgeber für Gesundheit und Wohlbefinden in allen Lebensphasen.* BLV, München-Wien-Zürich 1996
Meinert, Eveline: *Mit dem Herzen denken. Indianische Weisheiten und Legenden.* Gütersloher Verlagshaus, Gütersloh 2002
o. A.: *Geheimnisse und Heilkräfte der Pflanzen.* Das Beste, Stuttgart 1978
o. A.: *Die große Enzyklopädie der Heilpflanzen.* Neuer Kaiser, Klagenfurt 1994
Mohr, Paul: *Gesund durch Nahrungsergänzungsmittel. So wirkt die orthomolekulare Medizin.* 2. Auflage, Jopp/Oesch, Zürich, 2004
Olsen, Cynthia B.: *Essiac – das geheimnisvolle Elixier.* Windpferd, Aitrang, 2. Aufl. 2002
Oth, René: *Die wahre Geschichte der Indianer.* Battenberg, München 1999
ders.: *Manitus Krieger.* Battenberg, München 2000
Red Shirt, Delphine: *Die Farben der Glasperlen. Mein Leben als Tochter der Oglala Sioux.* Nymphenburger, München 2001
Recheis, Käthe (Hrsg.): *Die Söhne des großen Geistes. Dreizehn Indianergeschichten.* Hoch-Verlag, Düsseldorf 1982
Recheis, Käthe/Bydlinski, Georg (Hrsg.): *Weisheit der Indianer. Vom Leben im Einklang mit der Natur.* Orbis, München 1995
Reichle, Franz (Hrsg.): *Das Wissen vom Heilen. Tibetische Medizin.* 6. Auflage (Neuausgabe), Oesch, Zürich 2003
Roth, Lutz/Daunder, Max/Kormann, Kurt: *Giftpflanzen – Pflanzengifte.* Verlag ecomed, Landsberg, 4. Aufl. 1994
Schadow, Dorisa/Schallhammer Heike (Hrsg.): *Krebs verstehen – neue Wege gehen.* Orlanda, Berlin 1997
Schneider, E. Dr. med.: *Nutze die heilkräftigen Pflanzen.* Saatkorn, Lüneburg, 7. Aufl. 1998
Seton, Ernest Thompson: *Das Manifest des roten Mannes.* Oesch, Zürich 1999
Stainsby, Mia: »Cancer Hope Reborn«, in: *The Vancouver Sun,* Vancouver B.C., Kanada 1992
Stammel, Heinz J.: *Die Apotheke Manitous. Das Heilwissen der Indianer.* Rowohlt, Reinbeck b. Hamburg 2000

Verwendete und weiterführende Literatur

Storl, Wolf-Dieter: *Von Heilkräutern und Pflanzengottheiten.* Aurum, Braunschweig, 2. Aufl. 1993
Sun Bear/Wabun: *Das Medizinrad. Eine Astrologie der Erde.* Goldmann, München 1987
Tedlock, Barbara: *Über den Rand des tiefen Canyon. Lehren indianischer Schamanen.* Diederichs, München 1996
Ullrich, Manfred A.: *Colon-Hydro-Therapie. Chronische Krankheiten durch Darmsanierung heilen.* 9. Auflage, Jopp/Oesch, Zürich 2002
Voelk, Marianne J.: *Vital und gesund ohne Fleisch.* Falken, Niedernhausen 2001
Wall, Steve: *Töchter der Weisheit. Gespräche mit indianischen Frauen.* Heyne, München 2000
Walser-Romer, Claudia R.: »Ganzheitliche Gesundheit mit Original Indian*Essence«, Informationsbroschüre, Lifespring Edition, Friedlisberg – vergriffen!
Walsh, Marnie: *Hüterin des Zaubers. Das Schicksal einer indianischen Medizinfrau.* Oesch, Zürich 1995
Walsh, Roger: *Der Geist des Schamanismus.* Albatros, Düsseldorf 2003
Wolters, Bruno: *Drogen, Pfeilgift und Indianermedizin. Arzneipflanzen aus Südamerika.* Freund, Greifenberg 1994
ders.: *Agave bis Zaubernuss. Heilpflanzen der Indianer Nord- und Mittelamerikas.* Freund, Greifenberg 1996
1000 Meilen bis zum Ende des Regenbogens / 1000 Miles to the End of the Rainbow. Pro Sport Verlag, München 2001

Adressen und Hinweise

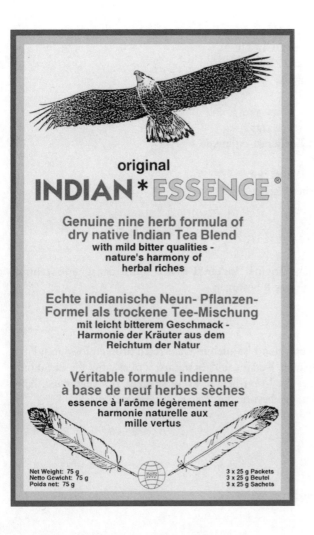

Informationen über Schwester Renée M. Caisse finden sie im Internet unter www.octagonalhouse.com (englisch).

Für Bestellungen und Auskünfte über **Original Indian*Essence** wenden Sie sich bitte an folgende Adressen:

Für Deutschland:

IWF (EUROPA) ASSOCIATION
Kerstin und Bernhard Zöller
Michaelsberg-Straße 34
D-76646 Bruchsal
Tel.: (0049)-(0)7257-902 772
Fax: (0049)-(0)7257-902 771
E-mail: Bernhard.Zoeller@t-online.de

STIFTUNG IWF (EUROPA)
Dr. Martina Kässner-Fischer
Burgstraße 19
D-04613 Lucka
Tel.: (0049)-(0)344-922-2716

Apotheken können **Original Indian*Essence** unter der Pharmazentralnummer (PZN) 7 52815 8 besorgen.

Für Österreich:

Der Bezug aus Deutschland ist auch in Österreich problemlos durch Postversand möglich (über Kerstin und Bernhard Zöller), für die Bezahlung steht ein Konto bei der Vorarlberger VB in Bregenz zur Verfügung. Apotheken können den Tee besorgen, oder Sie wenden sich direkt an:

Frau
Gerta Grander
Blaiken 91
A-6351 Scheffau/Tirol
Tel./Fax: (0043)-(0)5358-8270

Adressen und Hinweise

Für die Schweiz:

In der Schweiz können alle Apotheken, Drogerien und Reformhäuser **Original Indian*Essence** beziehen über:

Voigt AG
Pharma-Großhandel
Hofstraße 50
CH-8590 Romanshorn
Tel.: (0041) (0)71-466-44-66
Fax : (0041) (0)71-466-44-61

Für detaillierte Fragen zur IWF bzw. eine persönliche Kontaktaufnahme steht das Ehepaar Fischer jederzeit gerne zur Verfügung (die Fischers sprechen deutsch, englisch und französisch – der Anrufbeantworter läuft ebenfalls in diesen Sprachen). Pressetexte in diesen Sprachen sind erhältlich. Wenden Sie sich an:

IWF (INTERNATIONAL) ASSOCIATION –
INDIAN WISDOM FOUNDATION CANADA
STIFTUNG IWF CANADA
Vista Pointe, Suite 201
222 West, 4th Street
North Vancouver, BC
Canada - V7M 1H7,
Tel/Fax: (001)-604-990-1006

Im Internet finden Sie die IWF unter:
http://clik.to/indianessence
E-mail: iwf.martina@telus.net
(bitte möglichst nur Text-, rtf- bzw. Word-Dateien senden!)

Die IWF ist interessiert an der Zusammenarbeit mit seriösen Partnern wie Ärzten, Therapeuten, Heilpraktikern, Apotheken, Drogisten und Reformhäusern. Interessenten wenden sich bitte an Stiftung IWF Canada oder IWF (Europa).

Preise

Eine Packung **Original Indian*Essence** enthält 3 Säckchen Tee zu je 25 g, die für eine mehrwöchige Kur reichen. Die IWF ist sehr an einer fairen Preisgestaltung interessiert, und obwohl die Herstellung durch das Schweizer Unternehmen die Lieferung in EU-Länder verteuert, möchten die Fischers an diesen Qualitätsstandards festhalten. Die IWF will jedenfalls dafür sorgen, dass es auch künftig zu keiner nennenswerten Verteuerung kommt und der Preis des Tees bei etwa 30 Euro pro Schachtel gehalten werden kann (Preisstand: Sommer 2004). Jeder Teepackung liegt eine viersprachige Zubereitungsanleitung (in deutsch, englisch, französisch, italienisch) bei.

Die IWF-EXPO

Für interessierte Wiederverkäufer von **Original Indian*Essence** besteht neben der Betreuungs- und Informationsarbeit der IWF auch die Möglichkeit, eine von den kanadischen Indianern in mühevollster Kleinarbeit hergestellte »Indianer-EXPO« zu nutzen. Sie besteht aus handgefertigten Unikaten, wie einem Original-Tipi, einem Dreamcatcher, einer Indianerpuppe in Originaltracht uvm. – samt zugehörigen Infos. Diese Ausstellung eignet sich besonders gut als Schaufensterdekoration und wird jeweils für einige Zeit leihweise zur Verfügung gestellt.

Leseraufruf

Ich bitte die Leserinnen und Leser und alle Anwender, die **Original Indian*Essence** für sich nutzen konnten, mir Ihre Erfahrungen bzw. Kritik (auch anonym) mitzuteilen. Die Berichte können weitere Auflagen dieses Buches ergänzen und dabei helfen, nachzuweisen, dass wir mit dieser Tee-Essenz ein sehr hochwertiges Gesundheitsmittel in Händen haben.

Schicken Sie Ihre Erfahrungsberichte bitte brieflich oder per Mail direkt an die Stiftung IWF-Canada, an Frau Gerta Grander (Ö) oder Kerstin und Bernhard Zöller (D), die sie an mich weiterleiten. Vielen Dank für Ihre Mitarbeit!

Hinweis der Autorin

Ich lege Wert auf die Feststellung, dass ich selbst **Original Indian*Essence** nicht (weiter)verkaufe und nichts daran verdiene. Ich habe – wie schon im Falle des tibetischen Kräutermittels Padma 28 – über diese Tee-Essenz geschrieben, weil ich vom gesundheitlichen Wert und der hohen Qualität dieses Produktes überzeugt bin.

Dank

Allen voran danke ich Golden Eye und Silvertip, Dr. Martina Kässner-Fischer und Prof. Dr. Roland-Romain Fischer, für ihre bereitwillige Hilfe und Unterstützung, ohne die dieses Buch nicht hätte entstehen können. Ich habe sie als offene und ehrliche Menschen kennen gelernt, die mit keiner Information hinter dem Berg halten.

Mein Dank gilt auch Claudia Walser-Romer. Sie lieferte mit ihrer Broschüre über **Original Indian*Essence** eine Grundlage, die meine Arbeit sehr erleichtert hat. Kerstin Zöller knüpfte den wertvollen Erstkontakt, auch dafür ein Dankeschön. In letzter Sekunde erhielt ich noch wertvolle Hinweise von Gerta Grander aus Tirol. Dem Verlag gebührt Dank für die angenehme Zusammenarbeit.

Ich danke von ganzem Herzen meiner Familie und meinen Freunden, die nicht wirklich ahnen, wie viel sie zu meiner Arbeit und meinem Glück beitragen. Mein Mann weiß, wie viel »Herzblut« dieses Buch gekostet hat und wie sehr ich ihn dafür liebe, dass er meinen oft sehr egoistischen Weg mitgeht. Manchmal allerdings ist Liebe nicht genug, und ein Mensch verlässt den Weg der Schönheit, begleitet von den Tränen derer, die er verletzt.

Schließlich werde ich nicht vergessen, jenen meinen Respekt zu erweisen, die mich durch ihr altes Wissen und ihre Weisheit zum Schreiben dieses Buches inspiriert haben: den kanadischen »First Nations People« und allen indigenen Völkerschaften des »neuen« Kontinents. Danke. Ich weiß, dass jeder seinen eigenen Traditionen folgen muss, aber ein Teil meines Herzens ist rot.

Notizen

Notizen

Notizen

Bücher für positive Lebensgestaltung

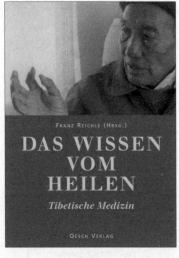

Franz Reichle (Hrsg.)

Das Wissen vom Heilen

Tibetische Medizin

6., vollständig überarbeitete, neugestaltete Auflage
239 Seiten
ISBN 3-0350-3010-3

Über die Tibetische Medizin sind zahllose Halbwahrheiten im Umlauf. Dabei ist die tibetische Heilkunde eine über Jahrhunderte entwickelte Wissenschaft, die durch die chinesische Okkupation des Landes allerdings jahrelang unterdrückt, ja beinahe vernichtet wurde. Wertvolles Wissen droht in Vergessenheit zu geraten.

Das Wissen vom Heilen stellt Geschichte, Theorie und Praxis verständlich und einfühlsam dar, räumt Vorurteile aus und der Tibetischen Medizin so den Stellenwert ein, der ihr gebührt – damit sich westliches und östliches Wissen ergänzt und sie auch im Westen ihren anerkannten Platz findet.

Oesch Verlag

Jungholzstraße 28, 8050 Zürich
Telefax 0041-1/305 70 66
E-Mail: info@oeschverlag.ch
www.oeschverlag.ch

Bitte verlangen Sie unser aktuelles Verlagsprogramm direkt beim Verlag

Alle Bücher von Oesch erhalten Sie in Ihrer Buchhandlung

Natur hilft heilen

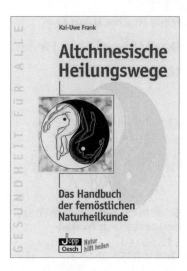

Kai-Uwe Frank

Altchinesische Heilungswege

Das Handbuch
der fernöstlichen
Naturheilkunde

7. Auflage
222 Seiten, 75 Zeichnungen
und Fotos
ISBN 3-926955-29-5

Viele Jahre lang wurde die chinesische Medizin mit ihren merkwürdigen Rezepturen und Techniken als Dämonenkult verbannt, da sie nicht dem westlichen Qualitätsmaßstab von Exaktheit und Überprüfbarkeit standhielt. Sie hat sich aber von einer Altertums- zu einer professionellen Gelehrtenmedizin weiterentwickelt, über deren Wurzeln und Methoden dieses Buch umfassend informiert.

Jopp Verlag bei Oesch

Jungholzstraße 28, 8050 Zürich
Telefax 0041-1/305 70 66
E-Mail: info@oeschverlag.ch
www.joppverlag.ch

Bitte verlangen Sie unser Verlagsverzeichnis
direkt beim Verlag. Postkarte genügt!

Alle Bücher von Jopp/Oesch erhalten Sie in Ihrer Buchhandlung

Bücher für positive Lebensgestaltung

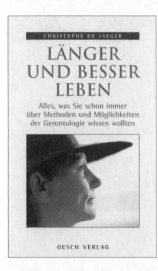

Christophe de Jaeger

Länger und besser leben

Alles, was Sie schon immer über Methoden und Möglichkeiten der Gerontologie wissen wollten

Neu!
143 Seiten, gebunden
ISBN 3-0350-0028-X

Die Sehnsucht nach ewiger Jugend ist so alt wie die Menschheit. Wenn wir unsere Lebenserwartung mit jener früherer Zeiten vergleichen, ist der uralte Menschheits-traum in gewisser Weise bereits Wirklichkeit – und erfüllt viele Menschen mit Furcht und Skepsis. Der Gerontologe de Jaeger räumt mit Vorurteilen auf und erläutert kompetent den Alterungsprozeß, gängige und neue Methoden, das Leben zu verlängern, ihre Vor- und Nachteile, Möglichkeiten und Grenzen der Medizin.

Jopp Verlag bei Oesch
Jungholzstraße 28, 8050 Zürich
Telefax 0041-1/305 70 66
E-Mail: info@oeschverlag.ch
www.joppverlag.ch

Bitte verlangen Sie unser Verlagsverzeichnis direkt beim Verlag. Postkarte genügt!
Alle Bücher von Jopp/Oesch erhalten Sie in Ihrer Buchhandlung